EL MIEDO ESCÉNICO

ROBIN BOOK

Anna Cester

EL MIEDO ESCÉNICO

Orígenes, causas y recursos para afrontarlo con éxito

MA NON TROPPO

Diseño de cubierta: Regina Richling

Imagen de cubierta: iStockphoto

Realización editorial: ebc, serveis editorials
Maquetación: Montse Gómez

ISBN: 978-84-15256-54-0

Depósito legal: B-21.680-2013

Impreso por Sagrafic, Plaza Urquinaona, 14, 7.º 3.ª, 08010 Barcelona

Impreso en España - *Printed in Spain*

ÍNDICE

AGRADECIMIENTOS

A mis padres, por darme la vida y la libertad para elegir.

A mi marido Juan Manuel, por su bondad, apoyo y talante creador.

A mis hijos Pau, Martina y Jan, por su amor incondicional.

A Josep Cester, Luisa Vallés, Marta Cervantes y Marta Cester, por su colaboración técnica y documentación.

A la directora de CPAE Ana Velázquez y a la kinesióloga Mónica Velázquez, por sus valiosas aportaciones en los capítulos 6 y 7 y por hacer posible la realización de este libro.

A todo el equipo directivo, profesores, conserjes y alumnos de la Escuela y Conservatorio de música de la Diputación de Tarragona, por llevar la música en sus corazones y por enseñarme cada día algo nuevo.

INTRODUCCIÓN

Mi más sincero agradecimiento a mis padres y a todas aquellas personas que me han dado la oportunidad de conocer dos mundos fantásticos, el de la música y el de la medicina.

Durante estos años de dedicación y admiración por mi trabajo científico y artístico puedo afirmar, sin lugar a dudas, que una de las mejores medicinas de las que dispone el hombre es el arte y, sobre todo para mí, la música.

Es por este motivo por el que dedico gran parte de mi tiempo a investigar y a conocer el trac (o como lo llaman algunos de mis alumnos: el miedo a subir al escenario), para que el artista pueda interpretar al nivel máximo de su trabajo y de sus capacidades, disfrutando de ello y sin llegar a superar ese límite que le llevaría de la motivación al trac *patológico*, a la ansiedad mal dirigida.

Muchos cantantes, bailarines, actores, músicos... ya sean amateurs, estudiantes o grandes intérpretes afirman que la ansiedad escénica les afecta negativamente, disminuyendo su rendimiento y la calidad de su actuación. Es un hecho evidente que el trac no es selectivo, nos afecta a todos en mayor o menor intensidad.

El hábito de estudio y los métodos de trabajo deberían modificarse a medida que avanza la neurociencia cognitiva y, científicamente, tenemos más conocimientos de biomecánica, ergonomía, fisiología y anatomía humana.

Este libro surge, pues, ante la necesidad y las peticiones de los profesionales en artes escénicas, que reclaman material docente y de investigación que les ayude a entender el porqué del trac, y que les aclare conceptos en relación con el gesto, la postura y la fisiología de sus movimientos corporales.

El objetivo principal de estas páginas es ofrecer al lector conocimientos y habilidades en la preparación para actuar ante el público, así como recursos para afrontar la ansiedad escénica sin que ésta interfiera en su buena interpretación.

1

DEFINICIONES

> ***Las emociones se viven más que se dicen, y solo se dicen si uno quiere.***
> ***J. P. Despins***

Miedo al escenario. Ansiedad en la actuación

La palabra *trac*, que es una forma particular de emoción, viene del verbo *tracaser*: «Miedo paralizante o angustia irracional que se siente antes de ejecutar una prueba y donde la acción generalmente desaparece». A veces, esta ansiedad puede llegar a ser incapacitante para el artista.

En el siglo XIX, trac es un término utilizado por los cazadores: «Rodear al animal dentro de un círculo formado por los cazadores el cual cada vez se hace más pequeño». El animal se siente atrapado, sin escapatoria, y es entonces cuando el miedo, la inquietud, la agitación mental... se apoderan de él.

A principios del siglo XX, este espacio *estrecho* se ha convertido en el espacio escénico, donde la palabra trac traduciría perfectamente la situación de angustia vivida por el artista ante lo que él considera un peligro físico o psíquico: «La imagen del espectador, considerado como un depredador, se hace poderosa en el inconsciente del artista».

Los americanos utilizan dos fórmulas para hablar del trac:

1. *Stage fright* (miedo al escenario)
   Es un estrés agudo o subagudo que cede generalmente cuando empieza la representación.
   Existe un autoconocimiento y una autoevaluación de los propios miedos por parte del artista.
   Este estrés situacional es considerado como fisiológico: aquí el trac actúa como un proceso de adaptación y de superación de uno mismo que permite agudizar el talento y alcanzar nuevos conocimientos. Aun así, si estas manifestaciones de estrés son intensas, aunque desaparezcan al entrar en escena, también hay que tratarlas y analizarlas.

2. *Musical performance anxiety* (ansiedad en la actuación)
   Define las manifestaciones patológicas del trac, debidas a una ansiedad mal dirigida que no se puede controlar. Aparecen problemas físicos, motores y psicológicos.
   Se trata de un estrés persistente que se acompaña de una disminución en la habilidad de ejecución y que aminora injustificablemente el grado individual de aptitudes que tiene el artista.

La intensidad, la frecuencia, la sintomatología, la desproporción entre la situación objetiva y el estado emocional del artista son algunos de los criterios que nos ayudan a diferenciar el trac patológico del fisiológico-adaptativo.

El resultado de un estudio realizado por Middlestadt en el año 1990 demuestra que el colectivo artístico que más ansiedad presenta es el de los músicos, seguido de los de los cantantes, los bailarines y los actores.

Fishbein y Middlestadt también realizaron otro estudio en Estados Unidos con dos mil músicos profesionales de 48 orquestas de la Conferencia Internacional de Música Sinfónica y Orquestal (ICSOM); los resultados fueron los siguientes:

- Un 24% de los músicos consideraban el trac como un problema de salud, y un 16%, como un problema de salud grave que afectaba su buen funcionamiento.
- La frecuencia de aparición de trac en este grupo de artistas dependía de:

- La edad: más frecuente entre los 35 y 45 años.
- El instrumento que tocaban: viento > cuerda.
- El tipo de orquesta y el nivel de protagonismo del músico: de los 29 primeros violines que formaban parte de la orquesta, un 83% indicaba haber sufrido trac.

... No estoy hecho para dar conciertos, yo, a quien el público intimida, me siento paralizado por las miradas llenas de curiosidad.
... No podías creer qué martirio era el mío tres días antes de tocar en público...
FREDERIC CHOPIN

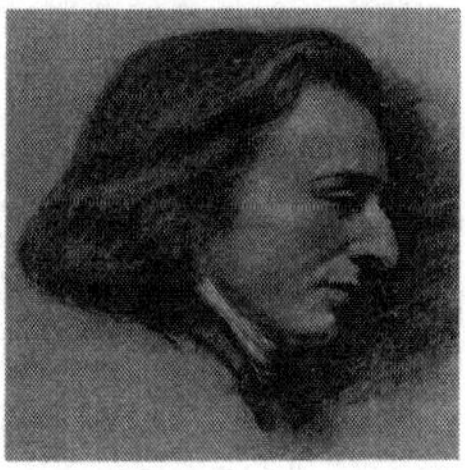

... He conocido a muchos artistas a lo largo de mi carrera, el trac es natural en todos nosotros, salvo raras excepciones. Ahora bien, no he conocido a ningún otro artista al que la emoción le atormentase tanto como a mí. La inminencia de un concierto público me da siempre las angustias de una pesadilla...
PAU CASALS

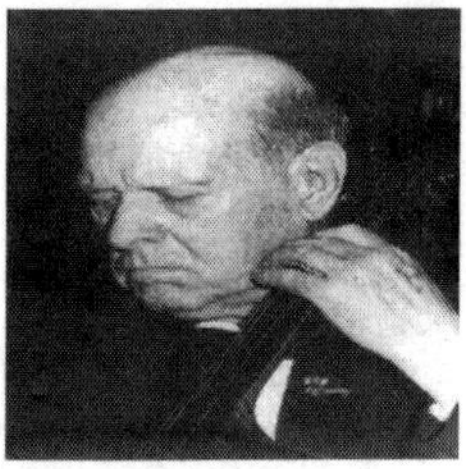

Un artista sin miedo es un artista inconsciente, no es un artista. El trac define la conciencia de una práctica específicamente humana: El Arte.
TERESA BERGANZA

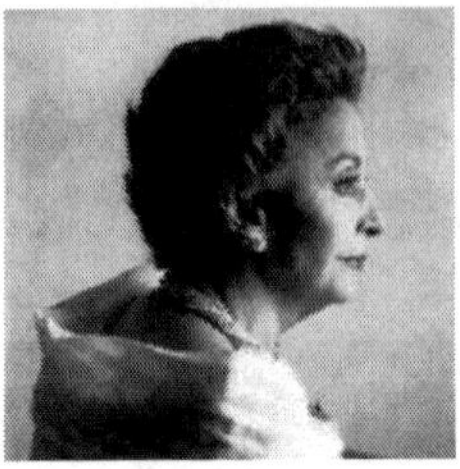

Una anécdota circula por los teatros: a una joven artista que presumía de no sufrir trac, Sarah Bernhardt le respondió: «Tenga paciencia, ya le vendrá con el talento».

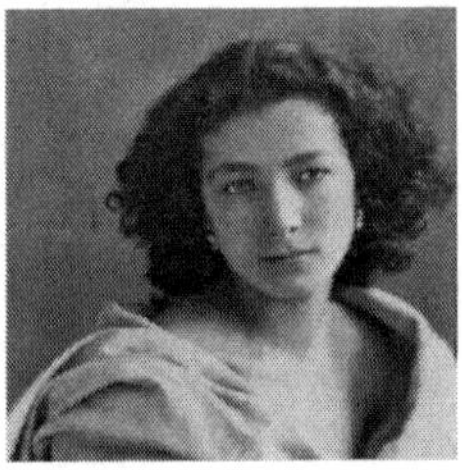

Tal y como lo define André Arcier: «El trac es ese juego dinámico y dialéctico del pensamiento del artista sobre sus capacidades para poder satisfacer las exigencias de un público que está allí por él».

Me siento paralizado por las miradas llenas de curiosidad...
FREDERIC CHOPIN

Es seguro que, en mayor o menor grado, muchos artistas tienen trac días antes del estreno, la noche previa, o justo en el momento en el que empieza la obra, el concierto, el espectáculo…, pero es un trac razonable, fisiológico, que se confunde con el placer que sienten a la hora de interpretar.

El verdadero artista, antes de salir a actuar, pasa por una ligera dolencia que, por suerte, el contacto con el público cura inmediatamente...
Pau Casals

Este trac fisiológico es favorable para el artista.

Los trabajos de Steptoe y Fidler (1983) permiten comprobar que la calidad de ejecución y/o de actuación sigue la ley de Yerkes-Dodson, en el sentido de que un cierto grado de ansiedad es beneficioso, ya que permite agudizar el talento y mejorar la interpretación escénica (mejoran las habilidades cognitivas y sensoriales).

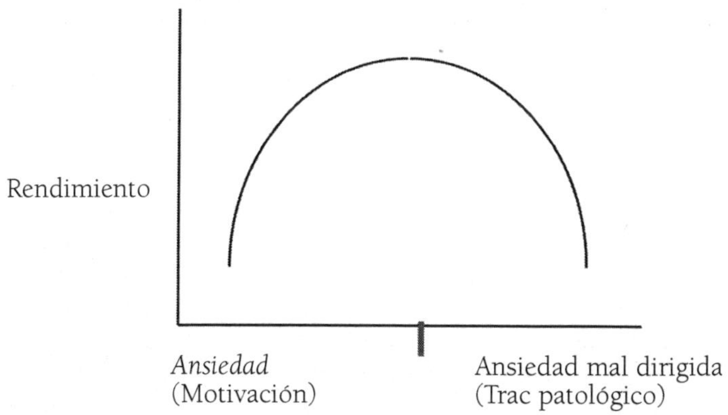

Así pues, lo que queremos como músicos, como actores, como bailarines, como artistas... es poder interpretar al nivel máximo de nuestro trabajo y de nuestras capacidades, disfrutando de ello y sin llegar a superar ese límite que nos llevaría de la motivación al trac patológico, a la ansiedad mal dirigida.

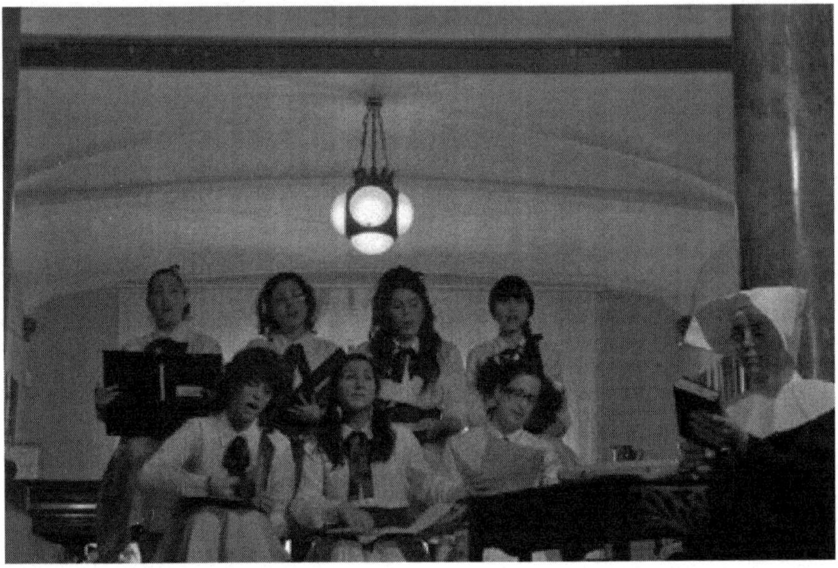

Fig. 1. Grupo de ópera de la Escuela y Conservatorio de Música de la Diputación de Tarragona.

«Si tengo el trac quiere decir que, felizmente, tengo aún algo que quiero encontrar y que quiero dar, y que vale la pena. Si uno no tiene trac quiere decir que... se ha acabado»
CHRISTIAN ZACHARIAS

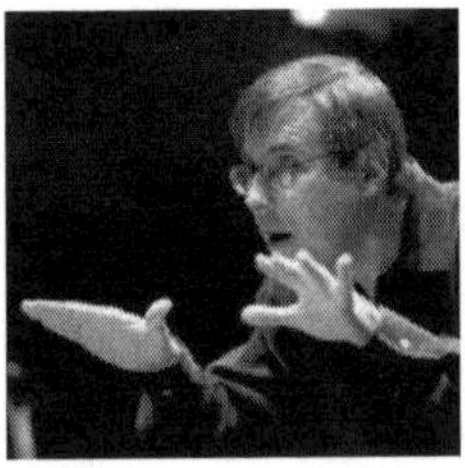

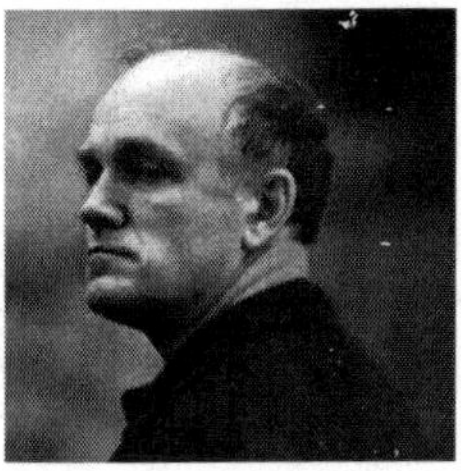

Tengo siempre mucho miedo y pienso que es bastante normal sentirse emocionado antes de un concierto. Del miedo nacen fuerzas positivas, nuevas energías, el deseo de hacerlo mejor, de vencer las dificultades. Conozco, de vez en cuando, jóvenes pianistas que se vanaglorian de no tener nunca miedo. Les veo enfrentarse arrogantemente a las incógnitas de una carrera como concertista y me pregunto: ¿serán buenos músicos o sólo autómatas?

Sviatoslav Richter

2

ETIOLOGÍA

Puedes reeducar tu cerebro para mejorar tu actitud, sugestionarlo para ser más feliz.
J. Valls

El cerebro y el sistema límbico. Procesos neurológicos

Nuestro objetivo no es hablar del cerebro desde un punto de vista anatómico descriptivo, pues no es el propósito de este libro, sino exponer el origen del trac y hablar del cerebro desde un punto de vista funcional, con un lenguaje ameno y con ejemplos que ayuden al lector a entender el porqué de la ansiedad escénica.

A menudo les digo a mis alumnos: «Somos lo que comemos y lo que es nuestro cerebro».

El cerebro es tan complejo, ¡tan fascinante! Cada día nos sorprende con algo nuevo y cada día estoy más convencida de que tras él se esconden la mayoría de respuestas a la pregunta: «¿Cómo puedo afrontar el trac?».

El cerebro determina el funcionamiento del organismo y de la conducta humana. Contiene miles de millones de neuronas que se encuentran conectadas entre sí con un grado de complejidad incalculable. Pero lo importante no es la cantidad de neuronas, sino el número de conexiones entre ellas. Estas conexiones no son fijas, pueden cambiar, es lo que conocemos como *plasticidad cerebral*, y esta plasticidad es la que nos permite aprender y avanzar.

> El aprendizaje, la memoria y todas las operaciones del sistema nervioso son imposibles de entender sin la transmisión sináptica.

El cerebro pesa aproximadamente 1.450 gramos y consume un 25% de nuestra energía. Es un gasto exclusivamente de glucosa (en el capítulo 4, en el apartado «Trabajar la memoria», veremos la importancia de este hecho).

La ansiedad escénica se manifiesta en tres planos, todos ellos sujetos al control directo del cerebro:

1. *Modificaciones fisiológicas:* taquicardia, sudoración, tensión corporal...
2. *Comportamientos característicos* que delatan involuntariamente el estado emocional del artista: elevación de hombros, rigidez en brazos y cuello, tensión facial, no mirar al público, aprehensión exagerada, cambios en el timbre de voz...
3. *Vivencia y valoración mental subjetiva* de hallarse en un determinado estado emocional: «estoy nervioso».

Todas las personas poseemos una regulación genética básica de las emociones que explica la uniformidad, en la gran mayoría de artistas, de los procesos neurales e incluso de los gestos que aparecen ante una situación de pánico escénico. No obstante, estos procesos pueden modificarse a través de las influencias culturales, de las metodologías de aprendizaje utilizadas por el profesor, de la educación familiar, de las primeras experiencias del niño artista, etc.

Todo esto genera en el artista unas creencias, unos valores, unos hábitos, en definitiva, unas conductas y unas expectativas que conformarán su identidad (forma aprendida de pensar sobre sí mismo).

Pongamos un ejemplo: un niño de diez años interpreta con éxito un pequeño preludio de J. S. Bach; tras su actuación se pueden dar dos situaciones:

1. Su madre le elogia con fervor, con el orgullo consiguiente del pequeño...
2. Su madre le indica que aún debe practicar más, para evitar ciertos fallos producidos; el pequeño se siente avergonzado...

A pesar del mismo resultado (interpretación con éxito), la valoración difiere y, con ello, la reacción emocional.

Evidentemente, no se trata de «engañar» al pequeño o de no corregir sus errores, ya que de este modo tampoco avanzaría su aprendizaje, su anhelo de mejora y su superación personal. Se trata de saber cuál es el momento, el lugar y la persona adecuada para hablar de la obra en todo su contexto, diferenciando siempre su actuación de las cualidades y valores que tiene como persona.

¿Qué sucede en el cerebro ante una situación de ansiedad escénica?

Para que el lector pueda comprender mejor qué sucede ante una situación de ansiedad escénica, dividiremos al cerebro siguiendo la teoría evolutiva del *cerebro triple* propuesta por el neurocientífico Paul D. Maclean, según la cual el cerebro consta de tres dominios diferentes: el cerebro reptiliano, el sistema límbico y el neocórtex.

El modelo trino de Maclean separa intelecto de emoción. Hoy en día sabemos que no hay una línea de separación entre emoción y razón, y que estas tres formaciones interactúan y se relacionan entre si:

1. Cerebro reptiliano
   Es la parte más primitiva de nuestro cerebro. Regula las funciones fisiológicas involuntarias: control hormonal y de la temperatura, hambre, sed, respiración... Es donde residen los reflejos y los instintos. No piensa ni siente, su función es la de actuar.

2. Sistema límbico
   Por encima del reptiliano, tenemos el sistema límbico, almacén de nuestras emociones y nuestros recuerdos. Es donde tiene lugar la vivencia inconsciente de la ansiedad o el miedo, que repercute enormemente en la conducta del artista.

En el sistema límbico se encuentra la amígdala: conjunto de neuronas del tamaño de una almendra. Tenemos dos amígdalas, una en cada hemisferio cerebral.

La amígdala se activa al contemplar y también al sentir las emociones, sobre todo el miedo.

Cuando la amígdala se activa, envía señales al cerebro reptiliano, en especial, al hipotálamo. El hipotálamo es la región del cerebro que regula la liberación de hormonas, originando la respuesta fisiológica que caracteriza la mayoría de las emociones: sudor, taquicardia, temblor…

Así pues, el cerebro reptiliano y el sistema límbico se encargan de las respuestas rápidas en situaciones de ansiedad, de miedo; por ejemplo: huir cuando nos ataca un tigre.

El «problema» para el artista es que cualquier situación que le provoque estrés, ya sea, caso A: «el ataque de un tigre», o caso B: «la actuación en un escenario», será interpretada por el sistema límbico de la misma manera: «estado de alerta, situación de urgencia vital» y tanto el caso A como el caso B provocan en el artista la misma respuesta fisiológica y cognitiva: «¡Quiero huir!».

Se liberan hormonas del estrés y toda una serie de sustancias químicas entran en funcionamiento (dopamina, adrenalina, serotonina, cortisol…):

- Sube la presión arterial.
- Aumenta la frecuencia cardíaca (palpitaciones) para que el oxígeno y la glucosa, que se encuentran circulando por la sangre, lleguen más rápido a los músculos (por si hay que salir corriendo).
- La sangre abandona el tubo digestivo y va hacia los músculos. Se paraliza la digestión y el artista tiene una sensación de nudo en el estómago.
- Se relaja el esfínter urinario y el artista tiene una necesidad inminente de ir al baño.
- Se inhibe el sistema inmunitario pudiendo aparecer escozor en la piel, catarro, dolor de garganta, herpes labial, infecciones…

Como podemos ver, esta respuesta resulta poco favorable y poco efectiva en el caso B.

Además de agrupar estructuras que están en relación con las emociones, el sistema límbico también participa en la memoria y su almacenamiento.

La decisión de qué se almacena en la memoria depende de este sistema.

> Los contenidos de la memoria que tienen una alta carga emocional se grabarán en la memoria con mayor intensidad que los que no la tienen.

Somos capaces de recordar sucesos con alta carga emocional que sólo ocurrieron una vez en la vida; por ejemplo, cuando el público aplaudió con entusiasmo nuestra primera actuación.

Del mismo modo, se recuerdan mejor los sucesos ligados a emociones; por ejemplo, el aprendizaje del texto de una obra de teatro le resulta a uno más fácil cuando se encuentra en un buen estado de ánimo.

El hipocampo es la región del sistema límbico capaz de convertir la memoria a corto plazo en memoria a largo plazo. Tiene un importante papel en el aprendizaje y en la ansiedad escénica, pues memoriza los sucesos de la vida, recupera los recuerdos y forma nuevos recuerdos: a pesar de que sucedió hace ya veinte años, el actor recuerda perfectamente ese día en Milán, en el escenario del teatro de la Scala, cuando se le olvidó el texto y el público cuchicheó entre filas…

3. Neocórtex

   En el nivel superior se halla la corteza o cerebro racional. Esta parte de nuestro cerebro procesa de modo consciente las emociones. Controla los movimientos voluntarios y se ocupa de procesos cognitivos complejos, como el pensamiento, el habla, la concentración, la autorreflexión, la resolución de problemas…

Lo importante es que nuestra corteza cerebral nos permite medir y controlar nuestras reacciones emocionales, es decir, podemos dirigir la atención hacia nuestras emociones y analizarlas.

Mónica Deza, experta en neuromarketing, nos dice: «No aprendemos las emociones, ya que nacemos con ellas. Lo que sí aprendemos es a asociar emociones con ciertos objetos, eventos, personas ... Las emociones alcanzan sus objetivos al generar acciones. Y son esas acciones las que acaban generando lo que llamamos sentimientos».

Por ejemplo, asociamos la emoción «miedo» con el evento «actuar». Se genera entonces la acción de «huida» y aparecen los sentimientos de «culpa, frustración, inseguridad...».

Cuando reaccionamos con miedo (emoción primaria) en una actuación ante el público, estamos a merced de nuestro sistema límbico (cerebro emocional inconsciente). Pero, con la ayuda de nuestra corteza cerebral (cerebro racional consciente), podemos, en ese instante, efectuar un análisis de «coste-beneficios» y determinar qué haremos con la ansiedad o la frustración que sentimos.

Así pues, podemos controlar nuestros sentimientos a través de la razón.

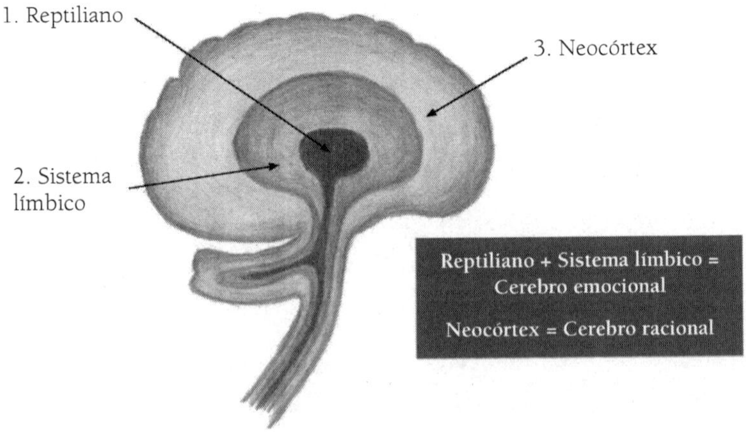

Fig. 2. El cerebro trino. Modelo cerebral simplificado propuesto por Paul D. Maclean.

Respuesta fisiológica. Respuesta cognitiva

Pongamos un ejemplo práctico a todo lo expuesto anteriormente:

En unos minutos va a empezar el recital. Juanma sale del aula donde estaba practicando unos cuantos ejercicios de calentamiento y sube con calma las escaleras que le llevarán delante de la puerta de la sala de audiciones.

Abre la puerta y sus ojos contemplan la sala de audiciones llena de público que aplaude con entusiasmo su presencia.

En ese preciso momento el tálamo (estructura neuronal que se halla en el centro del cerebro) envía una señal al córtex temporal, que reconstruye las imágenes y le dice: «En efecto Juanma, es la sala de audiciones y está llena de público».

Es entonces cuando la amígdala confiere a las imágenes un valor emocional (carga de recuerdos emotivos y afectivos) y le dice: «Sí, Juanma, ¿te acuerdas? Aquí es donde te perdiste en el segundo movimiento de la Sonata...»; «Sí, Juanma, ¿te acuerdas? Aquí es donde tu profesor, antes de salir a tocar, te dijo: ánimo, no te preocupes, lo harás muy bien, no los vas a defraudar»...

En ese preciso instante, Juanma experimenta un sentimiento de ansiedad y de inseguridad, y le vienen a la mente preguntas como: «¿Y si me equivoco?» «¿Y si no les gusta mi actuación?» «Me he preparado mucho para este día, no entiendo porqué me estoy poniendo tan nervioso»...

Acto seguido, la amígdala envía una orden al hipotálamo para que éste active el sistema nervioso autónomo y el sistema endocrino.

El organismo de Juanma se ha puesto en marcha y se prepara para un peligro irreal, ¡la explosión hormonal ha empezado!: aumenta la frecuencia cardíaca y Juanma siente palpitaciones, aparece el temblor corporal, las ganas de ir al baño, la alteración en la respiración, la dificultad de concentración...

Desearía huir, pero no puede, los aplausos le reclaman..., así que se dirige hacia el escenario, saluda casi sin mirar al público y empieza a tocar la primera pieza de su recital.

Lo que quizá no sabe Juanma es que esta respuesta fisiológica dará lugar a la aparición de una serie de errores durante su interpretación, errores que a su vez provocarán en él una respuesta cognitiva: «Soy un mal intérprete» «He hecho el ridículo» «Seguro que en el próximo recital me vuelvo a equivocar». Y esta respuesta cognitiva es la que llevará a Juanma a cometer nuevos errores en las siguientes actuaciones y a dudar, día tras día, de sus capacidades y de su competencia.

5 El **córtex decide cómo responder**
(El recuerdo podrá ser más intenso, menos intenso o desaparecer...)

1 El **tálamo** procesa las señales llegadas desde los sentidos y de un centro cognitivo superior denominado corteza prefrontal.
(Vemos la sala de audiciones.)

2 La **amígdala** (centro cerebral del miedo) recibe información relevante procedente del tálamo y confiere a la imagen un valor emocional.
(Carga de recuerdos emotivos y afectivos.)

3 La intensificación de la ansiedad activa los centros del estrés del **hipotálamo**.
(Pone al organismo en estado de alerta, liberación hormonal.)

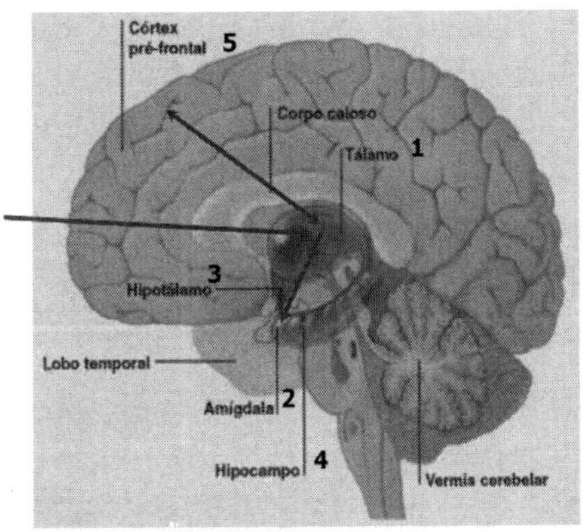

4 El **hipocampo** (importante papel en el aprendizaje) memoriza los sucesos de la vida. Recupera los recuerdos y forma nuevos recuerdos.
(Recordaremos el día de la audición.)

Fig. 3. Cuando el sistema límbico del artista interpreta la actuación ante el público como un estado de alerta, como una situación de estrés, de ansiedad, aparece una respuesta exagerada del sistema nervioso autónomo que empeora todavía más el trac. No debemos olvidar, no obstante, que el córtex decide cómo responder

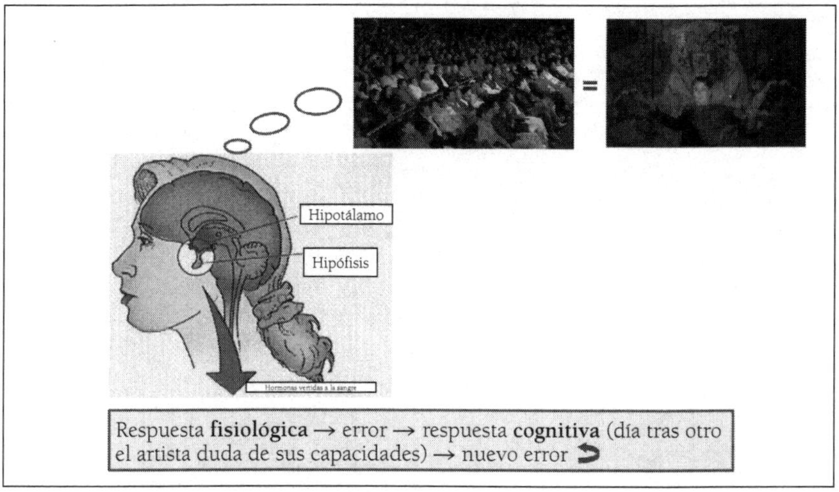

Fig. 4. La imagen del espectador, considerado como un depredador, se hace poderosa en el inconsciente del artista.

3

CÓMO SE MANIFIESTA EL TRAC

> ***El exterior es el vivo reflejo del interior.***
> **FRIEDRICH SCHILLER**

Diversos estudios demuestran que los síntomas más comunes de ansiedad escénica son: palpitaciones, temblor, sudor de manos o manos frías, tensión muscular, trastornos digestivos y pérdida de concentración. Algunos de estos signos también pueden aparecer semanas antes de la actuación o bien reaparecer una vez finalizada.

El trabajo de investigación realizado por nuestro centro con jóvenes de edades comprendidas entre los doce y los dieciséis años que cursan sus estudios en centros artísticos de la provincia de Tarragona (*El trac en los jóvenes intérpretes*, cpae, 2002) pone de manifiesto que:

- Los síntomas físicos más frecuentes son: temblor, aceleración del ritmo cardíaco, sudor y manos frías (véase gráfico 1).
- Los síntomas cognitivos-conductuales más frecuentes son: miedo a fallar o equivocarse, lapsus de memoria, miedo a la opinión del público e irritabilidad.
- A pesar de que los síntomas son casi los mismos en chicos y chicas, en el sexo femenino se observa una mayor incidencia en prácticamente todos los síntomas respecto al sexo masculino.

- En cuanto a la intensidad, los jóvenes artistas conviven con un trac moderado: un 83% afirma que el trac perjudica su rendimiento a la hora de interpretar, y sólo un 4% asegura que los síntomas son tan fuertes que le impiden interpretar en buenas condiciones.
- Es curioso observar que el síntoma más frecuente: «miedo a fallar o equivocarse», presenta una estabilización y posterior retroceso en los años finales del grado profesional. Esto apoyaría la teoría de que algunos síntomas de trac mejoran con la edad y la experiencia profesional.

  Aun así, hay que tener presente que, en general, los síntomas de ansiedad escénica se manifiestan con mayor frecuencia después de los doce años, edad en la cual aparecen una serie de cambios físicos y cognitivos en el joven intérprete (hablaremos de ello con más detalle en el capítulo 4, apartado «Trac y edad»).

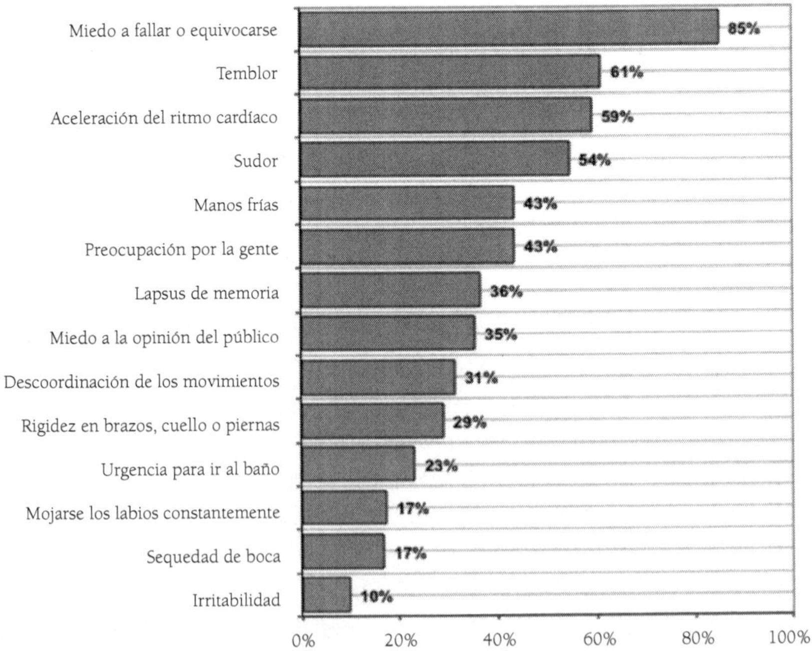

Graf. 1. Síntomas más frecuentes.

Seguidamente describiremos los síntomas de trac más frecuentes.

El primer paso en el tratamiento del trac es observar qué le pasa a nuestro cuerpo antes de salir a escena y tomar conciencia de ello.

Por eso animo al lector a señalar, de todos los síntomas que se describen a continuación, aquellos que presenta el día de la actuación (o bien los días previos o posteriores) para valorar su grado de afectación.

Síntomas físicos y psicosomáticos

- Temblor de manos, piernas, labios y párpados.
- Nerviosismo.
- Aceleración del ritmo cardíaco (palpitaciones).
- Sudor corporal (manos y frente).
- Manos frías.
- Palidez facial.
- Visión borrosa.
- Alteración en la respiración.
- Boca seca o hipersalivación.
- Nauseas, vómitos.
- Aumento de la tensión muscular.
- Sensación de nudo en el estómago.
- Sensación de hormigueo.
- Descoordinación de los movimientos.
- Urgencia para ir al baño.
- Problemas dermatológicos.

Los síntomas físicos que aparecen ante una situación de miedo y que son favorables para defendernos, por ejemplo, del ataque de un animal (aumento del ritmo cardíaco para que la sangre y el oxígeno lleguen con rapidez a músculos y tejidos por si hay que salir corriendo; vasoconstricción periférica para ayudar a la coagulación sanguínea en caso de que el animal nos agreda; aumento de la tensión muscular para incrementar la fuerza y reducir la sensibilidad a los traumatismos; dilatación pupilar para mejorar las habilidades cognitivas y sensoriales, etc.), no ayudan en absoluto al artista, bien al contrario, le perjudican, disminuyendo considerablemente sus capacidades interpretativas:

- El aumento del ritmo cardíaco provoca palpitaciones y sensación de falta de aire.
- La sangre abandona el tubo digestivo para dirigirse hacia los músculos y el artista nota una sensación de nudo en el estómago.
- La hiperventilación ocasiona visión borrosa.
- La vasoconstricción periférica provoca manos frías.
- El aumento de la tensión muscular provoca cansancio, dolor y rampas musculares que disminuyen la agilidad y la coordinación motora, dando lugar a movimientos torpes e imprecisos.

Analicemos con más detalle algunos de los síntomas físicos:

Ritmo cardíaco

Se necesita energía y con la mayor rapidez. Es por este motivo que aumenta la frecuencia cardíaca, para que los nutrientes (glucosa, proteínas y grasa) lleguen rápidamente al músculo.

Por otra parte, el estrés emocional conlleva una disminución de las reservas coronarias y un gran agotamiento que puede conducir, en casos extremos, a un infarto.

Problemas respiratorios

La adrenalina (hormona que se libera en situaciones de ansiedad) provoca una hiperventilación con alcalosis respiratoria. Esta alcalosis aumenta la sensibilidad de los receptores beta-adrenérgicos, que provocarán, a su vez, una mayor hiperventilación (la ansiedad se recicla).

Esta alcalosis puede provocar también visión borrosa y cortos períodos de desmayo:

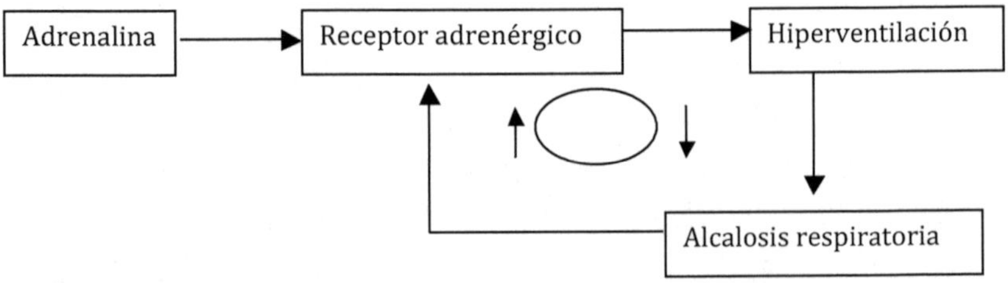

Tensión muscular. Tensión facial: ¿qué puedo hacer?

La tensión muscular también puede darse en el área facial (zona maxilar); es lo que conocemos como *bruxismo*: hábito involuntario de apretar o rechinar (frotar de atrás hacia delante) las estructuras dentales sin propósitos funcionales. El artista oprime y/o desliza los dientes ya sea durante el día o durante la noche, a menudo sin ser consciente de ello, para compensar la ansiedad que siente.

Apretar los dientes puede ejercer presión sobre los músculos, tejidos y otras estructuras alrededor de la mandíbula causando problemas en la articulación temporomandibular (ATM): dolor de oído, tensión facial, dolor de cabeza, insomnio, inflamación mandibular y daño dental.

El artista que presenta este problema puede ayudarse de una férula de descarga para proteger los dientes, pero lo más importante es que aprenda a relajar los músculos faciales y mandibulares y que, con la ayuda del fisioterapeuta, haga ejercicios para recuperar el equilibrio de la acción muscular y articular a cada lado de la cabeza. Veamos a continuación algunos ejemplos:

- Aflojamientos conscientes de la cara, las mejillas, los labios y los ojos a través de la respiración:

    - Relajar la cara realizando un pequeño masaje de la piel con las yemas de los dedos (incluir orejas).
    - Sonreír de oreja a oreja estirando la musculatura de la boca y luego relajar volviendo a la posición inicial.
    - Realizar todo tipo de muecas moviendo los ojos, la nariz, la lengua, los dientes, la mandíbula inferior…
    - Hacer movimientos de succión con los labios.
    - Pestañear los ojos suave e insistentemente.
    - Mover los ojos en círculo, primero abiertos y después cerrados.
    - Cerrar los ojos y con la yema de los dedos palpar suavemente los párpados.

- Ejercicios para relajar la lengua y la mandíbula:
  - Con la lengua realizar un masaje por la línea media del paladar, hacia delante y hacia atrás, yendo y volviendo del paladar duro al blando.
  - Reseguir con la lengua todas las encías de la parte interna de la boca, diente por diente, primero las del lado izquierdo (superior e inferior) y luego las del derecho. Al llegar al espacio que queda entre la última muela y el inicio del paladar nos detenemos para masajear bien esta zona.
  - Vibrar la lengua con el sonido de la «r».
  - Sacar la lengua y realizar movimientos rápidos hacia todas las direcciones.
  - Aflojar la lengua emitiendo el sonido «la-la-la-la».
  - Emisión de vocales y consonantes.
  - Con el dedo índice y medio de ambas manos realizar presiones digitales sobre la articulación temporomandibular.
  - Introducir el dedo pulgar de la mano derecha en la boca y realizar un ligero masaje por toda la zona del paladar superior izquierdo. Hacer lo mismo en el lado contrario.
  - Introducir el dedo pulgar en la boca y apretar suavemente toda la superficie del paladar superior hacia arriba y hacia fuera como si quisiéramos hacerlo más grande.

Al *soltar* las mandíbulas también aflojamos los músculos masticatorios y relajamos los pequeños músculos de la cara y, a su vez, el conducto gastrointestinal.

Asimismo, es importante aprender a relajar la lengua, ya que el esófago y el diafragma están suspendidos de ella. Si la lengua no cede, el diafragma no puede expandirse durante la inspiración.

La tensión mandibular por ansiedad también puede dar lugar a la aparición de patologías en zonas adyacentes. Por ejemplo, la presión mandibular izquierda en un violinista puede ocasionar dolor en el antebrazo izquierdo.

Recuerdo un caso similar en el conservatorio: el paciente, durante mucho tiempo, se estuvo tratando la zona del antebrazo: ejercicios de estiramiento, fisioterapia, ultrasonidos, reposo, etc. Sin embargo, la solución le vino dada, simplemente, por una férula de descarga en el maxilar izquierdo, trabajo postural y técnicas de relajación facial. Con este tratamiento, el dolor y las molestias en el antebrazo desaparecieron en pocos días.

A este respecto, Hiltrud Lodes comenta: «Mientras exista tensión en la región de la cabeza y la nuca, se verán, por ello, retenidos los procesos respiratorios y de habla, y ni el cuerpo ni la mente se sentirán plenamente libres. Las mandíbulas y los dientes apretados, la nuca rígida y la laringe tensa producen un estrechamiento de la cavidad bucofaríngea; son manifestaciones externas de un autorretraimiento anímico, de un bloqueo que obstaculiza la comunicación al impedir que nada entre o salga. La salivación, necesaria para el proceso digestivo, llega casi a agotarse y nos quedamos con la boca seca».

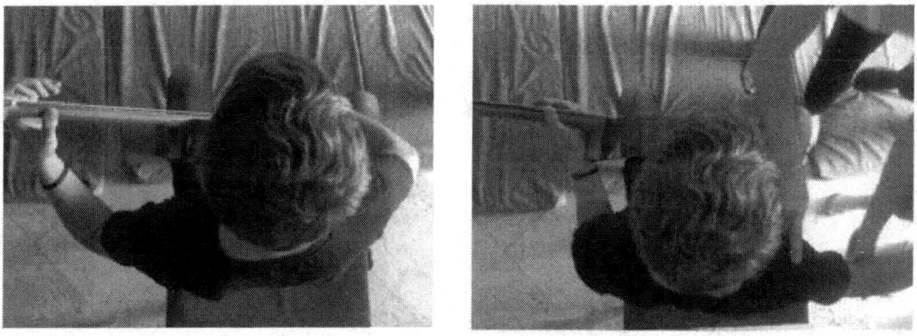

Fig. 5. Alumno de la Escuela y el Conservatorio de Música de la Diputación de Tarragona ayudando a un compañero a reeducar la postura durante la clase de educación corporal.

Afectación motriz

Weinberg y Hunt han estudiado la ansiedad preactuación y la afectación motriz (Weinberg, R. S., Hunt, V. V.: *The interrelationships between anxiety, motor performance and electromyography*): al realizar un electromiograma observaron que los artistas ansiosos contracturaban los músculos agonistas y antagonistas a la vez, y, además, las contracciones duraban más tiempo. Los artistas ansiosos necesitan una transmisión cortical constante y un control permanente de sus movimientos.

Vasoconstricción cutánea. Manos frías

Ante una situación de estrés, debido a la liberación hormonal, el sistema nervioso simpático se hiperestimula provocando una vasoconstricción cutánea.

Esta vasoconstricción disminuye la temperatura y la sensibilidad de los dedos, así como la agilidad de los músculos más finos.

De poco sirve que el artista ponga sus manos o pies debajo del calefactor (cosa que incluso puede enrojecer levemente la piel).

Lo que debe hacer para solucionar este problema es realizar alguna técnica de relajación que actúe sobre el sistema nervioso simpático (véase capítulo 5, apartado «Importancia de las técnicas de relajación») y, antes de salir a actuar, hacer ejercicios de calentamiento general del cuerpo, focalizando la atención en las extremidades superiores e inferiores.

Es importante recordar que los medicamentos beta-bloqueantes, como el propranolol (*Sumial@*), tienen un efecto vasoconstrictor.

¿Por qué tiemblo?

El temblor es debido a la acción de la adrenalina (hormona que se libera en situaciones de ansiedad) sobre los receptores beta-adrenérgicos de las células del cuerpo. Es por ello que el temblor mejora con la toma de medicamentos beta-bloqueantes (Sumial@) cuyo mecanismo de acción es bloquear la actividad de estos receptores y, por tanto, también, las manifestaciones fisiológicas debidas a su activación (temblor, sudoración, aumento de la frecuencia cardíaca...).

Ahora bien, ningún fármaco está exento de efectos secundarios indeseables. Además, la mayoría causan dependencia tanto física como psicológica y tolerancia, es decir, necesidad de ir aumentando la dosis para conseguir el mismo efecto (para más detalles, véase capítulo 5, apartado «La automedicación»).

Los resultados del trabajo de investigación realizado por nuestro centro (*El trac en los jóvenes intérpretes*, cpae, 2002) ponen de manifiesto que la frecuencia y la intensidad del temblor corporal disminuyen con:

- El entrenamiento.
- La experiencia profesional.

- El trabajo técnico: conocer las técnicas de ejecución artística y su correcta aplicación.
- El análisis anatómico, fisiológico y postural del gesto artístico.
- Técnicas de relajación.

Infecciones y problemas dermatológicos. ¿Por qué sudo?

Toda situación de estrés y ansiedad afecta al sistema inmunológico. Las defensas disminuyen y pueden aparecer infecciones y problemas dermatológicos (herpes simple, acné, escozor corporal...).

Es importante mantener una dieta equilibrada durante todo el año y sobre todo en los días previos y posteriores a la actuación (véase capítulo 5, apartado «La dieta»).

La hiperhidrosis es un exceso de sudoración que perjudica y molesta al artista, disminuyendo sus habilidades interpretativas. Puede ser debida a la ansiedad escénica (hiperhidrosis secundaria), pero, en algunos casos, se trata de una condición anatómica propia (hiperhidrosis primaria idiopática).

La hiperhidrosis por ansiedad escénica es causada por un exceso de actividad del sistema nervioso autónomo (que es el que hace que sudemos). Afecta fundamentalmente a las manos y a la cara, y se da sobre todo en adultos jóvenes de ambos sexos, con un cierto predominio del femenino. Mejora aplicando sales de aluminio (la concentración dependerá de cada tipo de piel) en forma de toallitas o ungüentos, que lo que hacen es *taponar* la salida del sudor.

Las técnicas de relajación autónoma también pueden ser de gran ayuda para mejorar el exceso de activación del sistema nervioso autónomo (véase capítulo 5, apartado «Importancia de las técnicas de relajación»).

Sólo en casos muy graves (sobre todo los debidos a hiperhidrosis primaria) se utilizan tratamientos con toxina botulínica, láser (destrucción de la glándula sudorípara localmente mediante calor) o simpatectomía (intervención quirúrgica que destruye la cadena simpática, que es la que *ordena* al cuerpo sudar excesivamente).

Síntomas cognitivos

- Culpabilidad y vergüenza.
- Distracción y falta de concentración:
  - Pendientes del público: «Me están mirando, ¿Qué estarán pensando?»...
  - Pendientes de uno mismo: «Seguro que notan que estoy nervioso» «Debería haberme puesto la otra camisa»...
  - Técnica sin interpretación.
- Lapsus de memoria.
- Pérdida del control del *tempo*.
  - Acelerarse o ir más lento.
  - No escuchar lo que se está tocando o diciendo.
- Hacer predicciones negativas sobre la interpretación: «Seguro que me pongo nervioso» «Seguro que me equivoco»...

Síntomas emocionales

- Aprensión exagerada.
- Irritabilidad.
- Tristeza.
- Frustración.
- Ansiedad.
- Pánico generalizado.
- Miedo a fallar/a equivocarse.
- Miedo al descontrol.
- Miedo a la opinión del público.

Síntomas conductuales

- Mojarse los labios.
- Temblor de manos y piernas (antes y durante la actuación).
- Rigidez en brazos y cuello durante la actuación (para poder controlar el temblor).
- Elevación de hombros (durante la actuación).

- Palidez facial.
- No mirar al público (antes, durante y después de la actuación).
- Repasar muchas veces el texto, la coreografía, la partitura... (antes de la actuación).
- Pasear arriba y abajo sin parar de moverse (antes de la actuación).
- Mirar constantemente si entra mucho público.
- Estar más pendiente de no fallar y de que todo salga bien que de gozar e interpretar: «He estado al nivel, todo ha salido bien...». El artista tiene una sensación agradable más por haber terminado que por haber disfrutado del momento. Si el público le pidiera volver a repetir la actuación haría lo posible para evitarlo.

4

FACTORES DESENCADENANTES. CAUSAS

> ***No hay nada más pedagógico que el entusiasmo.***
> *M. Minguella*

Cuando los alumnos me piden una respuesta rápida, una fórmula mágica y eficaz para superar el trac, les digo: «Ojalá sólo hubiera una única causa de trac».

Numerosos factores convergen para hacer de la actividad artística un momento particularmente *estresante*. Algunos de estos factores dependen directamente del artista, otros, del medio que le rodea, de la sociedad y del aprendizaje recibido.

Así pues, en el artista, la aparición de la ansiedad y su importancia vienen condicionados por multitud de factores. Veamos algunos de ellos.

Metodologías de aprendizaje y primeras experiencias

Ante una tarea de aprendizaje el artista debería preguntarse: «¿qué quiero conseguir y qué hago para conseguirlo?». Motivación y estrategia, combinados, son pilares en el proceso de aprendizaje.

Para que el artista emplee *estrategias de aprendizaje* debe mostrar disposición para aprender, y la disposición implica motivación.

Cuando «aprender a aprender» (regular uno mismo el propio aprendizaje) y la «planificación de estrategias» (supervisar si se ha comprendido la obra, el texto, la coreografía..., establecer metas, gestionar el tiempo y el esfuerzo, ser consciente de las posibilidades y limitaciones de uno mismo, etc.) fracasan, aparte de producirse un bajo rendimiento artístico, el camino hacia la ansiedad escénica habrá empezado.

> Debemos dar suma importancia al trabajo realizado en el aula ya desde la infancia y a las primeras experiencias vividas por el niño artista, ya que esto determinará su identidad (forma de pensar sobre sí mismo) y que en un futuro sea más o menos ansioso.

La autoestima y las metodologías de aprendizaje utilizadas son vitales para evitar la aparición del trac y para tener seguridad en uno mismo.

Como hemos visto en el capítulo segundo, la amígdala (cerebro) asocia una reacción emocional a los sucesos vividos por el artista y, según el aprendizaje recibido, esta reacción emocional será diferente, pudiéndole causar o no ansiedad: el cerebro recuerda sus vivencias pasadas y se anticipa.

A este respecto, Guillermo Dalia, psicólogo clínico con amplia experiencia en músicos, explica: «Que un suceso nos cause una emoción positiva o negativa depende del aprendizaje que hemos tenido sobre cómo actuar frente a él. Ante esto podríamos pensar que cada persona es de una determinada manera, que depende del carácter de cada uno, de la personalidad... pero todas estas explicaciones no son científicas. Más bien podemos decir que depende de cómo sea interpretado por cada persona».

Ciertamente, no son las cosas, las situaciones, lo que nos afectan, sino como nosotros las interpretamos.

La interpretación de una situación vivida por el artista no depende tanto de su carácter o personalidad, como del aprendizaje recibido y de sus experiencias pasadas. Todo ello ha sido guardado y memorizado en su sistema límbico (cerebro) y ha ido generando en él una serie de creencias, conductas y expectativas que darán como resultado que, frente a un mismo acontecimiento, un artista se comporte y sienta de modo diferente a otro.

Recuerdo una mañana que, antes de que empezara la actuación de la orquesta sinfónica del conservatorio, una alumna se me acercó y me dijo: «¡Tengo tantas ganas de empezar! Ya verás lo bien que te lo vas a pasar con las obras que tocaremos hoy...». Acto seguido se acercó su compañero y le dijo: «¡Vamos Cris que nos llama el director!, tengo tantas ganas de que esto se acabe ya...».

Autoestima

Amparo Catret, profesora y escritora con amplia formación humanística, comenta: «Para que un niño tenga una autoestima adecuada, es necesario que reciba mensajes verbales positivos, elogios, aprobaciones, que se reconozca lo que ha hecho con esfuerzo, independientemente de los resultados. Con los elogios proporcionados, conseguimos hijos seguros de sí mismos. La seguridad personal es fundamental para emprender y mantener cualquier tipo de trabajo, encargo, esfuerzo. Si se refuerzan los pequeños y grandes logros, si se comunica a los hijos sus puntos fuertes, además de reconocer sus puntos débiles, crecen sabiendo la realidad de su inteligencia, de su voluntad, de su temperamento, consiguiendo así que se valoren y quieran mejorar».

La autoestima es un conjunto de percepciones, pensamientos, sentimientos y tendencias de comportamiento dirigidas hacia nuestra manera de ser y hacia los rasgos de nuestro cuerpo y nuestro carácter.

La importancia de la autoestima en el artista estriba en que concierne al sentido de su valía personal. Por tanto, una baja autoestima afectará su relación con los demás y la capacidad para afrontar aquellas situaciones que le provocan ansiedad.

La autoestima elevada hace que el artista sea capaz de obrar como crea más acertado. No pierde el tiempo preocupándose en exceso por lo que ha ocurrido en una actuación, ni por lo que pueda ocurrir en el futuro (aprende del pasado y proyecta hacia el futuro). Confía plenamente en su capacidad para resolver los problemas sin dejarse intimidar fácilmente por las dificultades y, cuando lo necesita, sabe pedir la ayuda de otros. Afronta la vida con mayor confianza y optimismo y, por consiguiente, puede alcanzar más fácilmente sus objetivos y sentirse autorrealizado.

> Desarrollar la autoestima es ampliar la capacidad de ser feliz y de afrontar el trac con éxito.

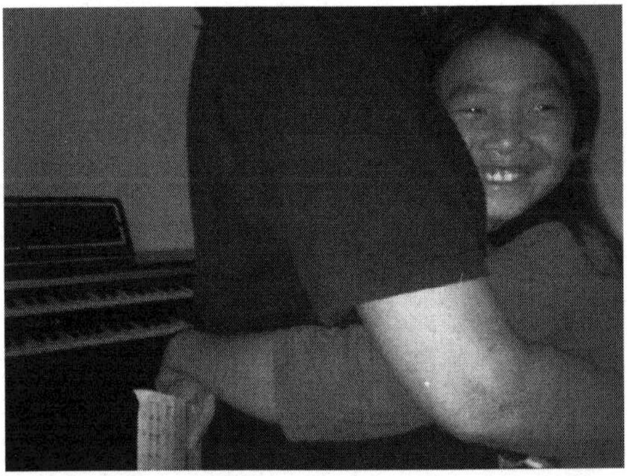

Fig. 6. Una madre abrazando a su hija después de una audición.

Concentración

La concentración, la capacidad comunicativa y el autocontrol son pilares básicos que hay que tener en cuenta para mejorar la actuación ante el público y, por tanto, la ansiedad escénica.

Concentrarse quiere decir aumentar la fuerza de expresión artística y evitar la dispersión.

Es cierto que la cantidad de horas dedicadas al trabajo artístico son determinantes para conseguir los objetivos propuestos, pero lo más importante no es el tiempo dedicado, sino cómo hacer que este tiempo sea rentable y útil.

Una buena concentración reducirá las horas dedicadas a una tarea y, a su vez, la hará más productiva.

Cómo podemos trabajar la concentración

- No empezar a tocar/cantar/actuar/bailar/interpretar... si no sabemos *adónde queremos llegar*. Primero hay que tener una idea clara de la obra, del texto, de la coreografía... Es la mente la que debe dirigir y dominar al cuerpo y no a la inversa.

  El conocido pianista y director Daniel Barenboim nos dice: «Sólo lograrás producir el sonido que deseas si puedes oírlo en tu mente una fracción de segundo antes».
- Grabar las sesiones de estudio y las actuaciones ante público nos ayuda a ser más objetivos. Nos vemos a nosotros mismos desde fuera y aprendemos a autoevaluarnos y a ser más autocríticos.

No hay nada mejor aprendido que lo que uno descubre por sí mismo: lo aprendido de esta forma se comprende en toda su profundidad y no se olvida en la vida.
M. A. Manresa

- Una dieta equilibrada mantenida durante todo el año, realizando los cambios necesarios los días previos a la actuación, influirá en la concentración y en la calidad del aprendizaje.
- En músicos, cantantes y actores: 30-60 minutos diarios de actividad física aeróbica de intensidad moderada y ejercicios

orientados a mejorar el tono, la resistencia muscular, la coordinación y la flexibilidad.

- Mantener una buena salud psíquica:
  - Preparar el cuerpo y la mente antes y después de la actuación no sólo influirá en la concentración, sino también en la capacidad para superar las dificultades.

Debemos aprender a escuchar nuestro cuerpo, a descubrir qué es lo que nos impide sonar, en definitiva, recurrir al primer instrumento, que somos nosotros mismos.
LLUÍS OROZCO

- Planificar diariamente el trabajo fijando unos horarios y objetivos realizables, con descansos suficientes y dando un margen a la flexibilidad.
- El cerebro no es un músculo y no aprende mediante la repetición.

Debemos *escucharnos* atentamente y no repetir mecánicamente ni forzar un movimiento cuando no llegamos a obtener un resultado en un tiempo razonable. Hay que buscar otra manera de realizar esa acción para impedir automatizar el gesto actual incorrecto.

El cerebro no sólo memoriza el gesto, sino también la tensión inútil que acompaña a ese gesto, y esta tensión reaparecerá cuando salgamos al escenario.

Si un movimiento no perfeccionado lo repetimos muchas veces registramos una información errónea en el cerebro que será muy difícil de eliminar o modificar y que resurgirá en los momentos de «tensión», de ansiedad.

- Cuando un alumno me pregunta si una melodía o frase está correctamente aprendida, le respondo: «Lo sabrás cuando puedas asegurar que la fuerza que utilizas para obtener el sonido que deseas es realmente la necesaria». De lo contrario, hay un derroche de energía y un exceso de tensión que limitan los movimientos y alteran la calidad del sonido.

- Aprovechar los beneficios del trabajo mental (se explica con detalle en este capítulo, apartado: «Trabajo mental»).
- Trabajar en un lugar tranquilo, bien iluminado, bien ventilado y con una temperatura adecuada.

Capacidad comunicativa

No podemos hablar de una verdadera formación artística si no somos capaces de comunicar.

Comunicar es transmitir, es *despertar* las emociones y los sentimientos del público.

Cómo podemos trabajar la capacidad comunicativa

1. La comunicación con el público empieza desde el primer instante que salimos al escenario. Es importante tener contacto visual con el público y agradecer los aplausos.

   A menudo los alumnos me comentan que, para calmar la ansiedad que sienten, cuando salen al escenario no miran al público y piensan cosas como: «Estoy en casa, no hay público».

   Pero esta *técnica de escape* empeora todavía más su estado de ansiedad, porque el cerebro *se siente engañado*, pues el córtex temporal les informa de que en realidad lo que están viendo no es su casa, sino ¡la sala de audiciones!

   Lo que ayuda realmente al artista a mejorar su ansiedad escénica (como veremos en el capítulo 5) es un trabajo conductual y cognitivo que le permita afrontar la situación con un pensamiento más racional tal como: «Sí, es cierto, hay público, pero me he preparado para ello, me siento agradecido de poder compartir este momento».

2. Para que el artista pueda comunicar, primero debe confiar en sus capacidades (trabajar la autoestima).
3. Después de la actuación, intercambiar impresiones con maestros, directores de escena, compañeros de reparto... Esto ayuda a autoevaluarnos y a tener una idea de lo que se ha comunicado.

Interiormente sentimos una cosa y creemos que es el resultado exterior, pero debemos escucharnos más para confirmarlo.
J. COLOM

4. Para poder comunicar debemos conocer aquello que queremos transmitir. Cultura y arte van de la mano.

El problema es que no entienden la cultura musical que interpretan, tienen que conocer, oír y aprender lo máximo posible. Yo tampoco sabía cómo gestionar las emociones cuando toqué Mozart por primera vez. LANG LANG

5. Grado de dificultad. Falta de preparación. La dificultad técnica e interpretativa debe corresponder al nivel que tiene el artista. No se puede comunicar algo que no se entiende.

   Hay que ofrecer oportunidades para que el artista, ya desde su infancia, pueda acumular experiencias exitosas. Sólo de este modo se dará cuenta de que el éxito es posible aunque no inmediato, pues requiere constancia y dedicación.

   El éxito disminuye la ansiedad situacional. Una situación de éxito se puede dar, por ejemplo, cuando el artista disfruta tanto con su actuación que puede percibir lo que está sintiendo en ese preciso momento.

Esta sensación no la olvidará en la vida y este recuerdo, almacenado en el hipocampo (estructura del cerebro que memoriza los sucesos de la vida), será un refuerzo positivo que le permitirá afrontar con seguridad nuevas actuaciones:

> «No podemos apreciar el sabor de un caramelo de fresa si nunca hemos tenido la oportunidad de probarlo, no podemos saber qué es disfrutar de una actuación si nunca hemos tenido la oportunidad de sentirlo.»

A menudo me encuentro con artistas que no han tenido la oportunidad de vivir una situación de éxito debido a que, a lo largo de su carrera, se han marcado objetivos alejados del resultado real que pueden alcanzar, y, por lo tanto, el día de la actuación ante el público, no llegan lo suficientemente preparados.

Cuando el artista no puede almacenar experiencias exitosas es difícil que mantenga intacta su motivación y su autoestima, pues deja de creer en sus capacidades y en su valía personal.

6. Neuronas espejo. Es muy importante asistir a conciertos, recitales, óperas, obras de teatro, espectáculos de danza, baile...

No hay ninguna grabación que pueda igualar la magia del directo.
M. A. Manresa

Cuando vemos actuar a alguien se activan las neuronas espejo del cerebro. Estas neuronas están íntimamente ligadas a la aparición del lenguaje. Nos permiten entrar en resonancia con las acciones efectuadas por los demás, reconocer e interpretar sus emociones y reeditar y provocar una emoción similar en nosotros, es decir, nuestro cerebro actúa como si estuviéramos haciendo lo mismo que esa persona, pero inhibiendo la acción.

Las neuronas espejo se activan cuando el artista ejecuta un movimiento y también en el momento que observa que lo está haciendo otro. De este modo, cuando, como espectadores, una actuación nos conmueve (nos causa un impacto positivo), nuestra ansiedad disminuye, pues viendo al intérprete actuar se activa en nosotros también esa fuerza y esa capacidad de dar lo mejor de uno mismo.

7. Cuando existe un equilibrio entre la ejecución y la interpretación el nivel de ansiedad mejora notablemente.

   El artista no debe separar la técnica del sentimiento artístico. No hay que olvidar que queremos crear algo, no impresionar a alguien.

Hemisferio derecho-hemisferio izquierdo

El hemisferio que más regula las funciones musicales es el derecho (percepción musical y talante creador). El izquierdo supervisa la ejecución musical y el sentido rítmico.

La clave no está en la especialización por zonas cerebrales (izquierda y derecha), sino en las relaciones entre ellas. El cerebro no es un centro sino una red, es como una orquesta con solistas sucesivos: una neurona en cualquier zona del córtex cerebral puede formar parte de muchos objetos de conocimiento.

> Mantener el mejor grado de colaboración entre los dos hemisferios (interhemisférica) hará que el artista comprenda su trabajo.

Cuando lo comprendido (interhemisférico) tiene prioridad sobre lo aprendido (intrahemisférico, es decir, ha sido captado por el hemisferio, ya sea derecho o izquierdo, que más ha favorecido el profesor o el propio artista) la ansiedad disminuye (véase este capítulo, apartado: «El profesor»).

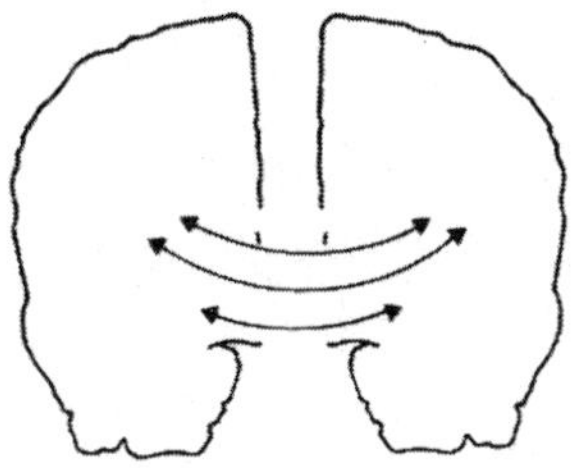

- HEMISFERIO IZQUIERDO (93-95%)
  - Lógico y racional.
  - Analítico y secuencial.
  - Más especializado en el razonamiento, la lectura (el habla), el ritmo.
  - Procesa la información oída, la escrita y el lenguaje corporal.
  - Control motor de la ejecución artística.
- HEMISFERIO DERECHO (93-95%)
  - Información no verbal.
  - Más especializado en procesos sensoriales y táctiles: entonar durante el canto, identificar melodías sin letra, timbre, procesar imágenes, rostros...
  - Creativo y holístico: pintura, música, poesía, coreografía...
  - Improvisación, emoción, orientarse en el espacio, posición del propio cuerpo.

Fig. 7. Las interconexiones entre los dos hemisferios son muy ricas y hacen que el cerebro trabaje como una unidad.

El intercambio de información entre los dos hemisferios será mayor o menor según el grado de motivación.

Cuanto mayor sea el intercambio de información, mayor será el aprendizaje y la seguridad ante una tarea y, a más seguridad, menos ansiedad.

Trabajar la memoria

Este apartado va dirigido sobre todo a músicos.

Tocar sin partitura cuando técnicamente no está bien trabajada (no se ha hecho un estudio completo y no se ha interiorizado utilizando todos los tipos de memoria) es una de las causas de aparición de trac.

Los resultados del trabajo de investigación realizado por nuestro centro (*El trac en los jóvenes intérpretes*, cpae, 2002) ponen de manifiesto que los intérpretes que estudian de forma periódica y regular, trabajan los aspectos técnicos de las obras y utilizan recursos para trabajar la memoria presentan:

- Menos preocupación por lo que estará pensando el público.
- Menos descoordinación de los movimientos.
- Menos lapsus de memoria.

Todos ellos síntomas de trac.

Memorizar es permitir la entrada de información para recordarla temporalmente o indefinidamente.

A menudo el alumno se pregunta: «¿Toco con partitura o sin ella?». El problema no está en tocar con o sin partitura, sino en tener la seguridad de que se ha hecho un buen trabajo de memorización.

A un músico que presenta pánico escénico tocar con partitura le da *sensación de seguridad* (es un mecanismo de escape, es decir, cree que poniéndola delante se sentirá más seguro, menos nervioso...).

Hay que trabajar para que, poco a poco, sea él mismo quien se dé cuenta de que no le hace ninguna falta y que más bien le molesta tenerla delante.

Pero para que el músico llegue a esta conclusión debe, por un lado, confiar en sus capacidades y en el trabajo realizado (autoestima) y, por el otro, y no menos importante, saber cuándo una pieza está correctamente memorizada.

Cuando el intérprete no sólo memoriza, sino que memoriza correctamente, es cuando verdaderamente su hemisferio izquierdo entiende lo que está escrito y puede dejarse llevar por su hemisferio derecho, perdiendo el miedo a quedarse en blanco.

Es entonces cuando el músico se ve capaz de tocar sin partitura. Esto le permite concentrarse mucho mejor en la obra y en el sonido emitido, pues tiene la vista libre y el oído gana en capacidad y en percepción. El oído es un referente para el músico, ya que un cuerpo rígido y tenso emitirá también un sonido tenso y este sonido será una advertencia para él: «¡Vigila tu posición corporal, observa si hay tensiones!».

Sin duda, memorizar correctamente es de gran ayuda para afrontar el trac con éxito.

Antes de cada concierto me relajo y me concentro en la música, y durante el concierto sigo la música y mi corazón...
LANG LANG

Qué recursos tenemos para memorizar correctamente

1. Tipos de memoria

   Antes de tocar un obra ante el público, es importante trabajar previamente todos los tipos de memoria: auditiva, nominal, visual, analítica, muscular y cinestésica.

   Veamos a continuación maneras de trabajar los principales tipos de memoria:

   Memoria auditiva (cómo suena):

   1. Entonar la melodía fuera del instrumento, escucharla a través del oído externo e interno.
   2. Practicar con matices superiores a los indicados en la partitura.
   3. Tocar solamente los tiempos débiles de la melodía más la caída del fuerte.

   Memoria nominal:

   1. Cantar el nombre de las notas y sentirlas interiormente.
   2. Escuchar la pieza siguiendo las notas con la partitura delante.

   Memoria visual (fotográfica: posición de las manos cuando tocan; imagen de la partitura...):

   1. Transcribir la partitura.
   2. Dibujar la línea melódica.
   3. Colorear los puntos clave.
   4. Saber empezar desde cualquier punto de la partitura y no siempre desde el principio.

5. Recordar en qué lugar de la partitura (papel) hay un cambio de armadura, de tema, de fraseo, de dinámicas, etc.

Memoria analítica (análisis integral de la obra; esquema armónico):

1. Anotar los puntos clave y hacer referencia a ellos cada cierto tiempo.
2. Relacionar pasajes que se repiten, iguales, o sólo diferenciados por cambio de tonalidad.
3. Relacionar escalas o arpegios que aparecen en la obra con escalas o arpegios conocidos.
4. Tocar solamente el *esqueleto* de la pieza.
5. Aplicar a la partitura contenidos transversales aprendidos en las clases de lenguaje musical, armonía, historia de la música u otras asignaturas.
6. Practicar a manos separadas obras de *difícil* armonía (piano).

Muscular y cinestésica (sensaciones de las manos y del cuerpo cuando tocamos):

1. Tocar sin sonido: propiocepción (tomar conciencia) de los movimientos realizados sobre el instrumento.
2. Tocar sin pedal y *legato* (piano). Tocar *staccato.*
3. Cerrar los ojos: visualizamos mejor la imagen mental y no tenemos que *luchar* con la información del pentagrama.
4. Hacer un trabajo mental de la obra (véase este capítulo, apartado «Trabajo mental»).
5. Trabajar la conexión cuerpo-mente.

Como vemos, no es tarea fácil llegar al día de la audición con todos los tipos de memoria bien trabajados. Ello requiere tiempo y dedicación.

Cuando días antes de una audición o examen pregunto a los alumnos qué memorias tienen bien trabajadas en cada una de sus obras la mayoría responde: «La muscular y la auditiva».

Deberíamos preguntarnos el motivo de esta respuesta: ¿Demasiado repertorio? ¿Poco tiempo para preparar y analizar con detalle cada una de las piezas? ¿Quizá, cuando estudiamos, priorizamos uno o dos tipos de memoria olvidando la importancia del resto?...

Sólo cuando el artista trabaja todos los tipos de memoria en cada una de las obras de su repertorio, la ansiedad disminuye, pues la posibilidad de error es mínima: el cerebro tiene miedo de aquello que es posible, no de aquello improbable.

2. Asegurar el principio y el final de una obra o sección musical.

3. Asegurar la primera obra de un recital o examen.
4. Asegurar los pasajes lentos.

5. Revisar periódicamente el contenido de la melodía para no viciarla.

6. Variar el orden de las piezas y de los fragmentos musicales ya que si no corremos el riesgo de practicar las partes iniciales en mejores condiciones físicas y mentales que las del final del ensayo.

7. Cuando aparece un error, analizarlo: ¿es un problema de coordinación? ¿Es un problema postural? ¿De ritmo? ¿De digitación?, etcétera.

8. Coger la partitura y, antes de tocarla, estudiarla sin el instrumento. De este modo, evitamos dividir la atención entre el sonido y el movimiento.

   El estudio previo de una obra fuera del instrumento disminuye el grado de fatiga y de ansiedad.

9. Hacer de la memorización un hábito, priorizando la calidad a la cantidad.

   A este respecto, el traumatólogo y profesor Lluís Orozco explica: «La profundidad del material memorizado, si bien no depende de la repetición, sí depende del tiempo que se dedica a su elaboración. La memorización resulta más rentable si se distribuye en varias sesiones que si se concentra en una sola...».

10. Aprovechar cualquier ocasión para tocar el repertorio.

11. Practicar de memoria con regularidad cuidando de no programar errores.

12. Cuando una obra ya está memorizada, si queremos consolidar y mejorar dicha memorización, debemos aumentar el tiempo entre las sesiones de estudio.

13. No tomar decisiones de última hora. Para poder trabajar todos los tipos de memoria se necesita tiempo. El músico debe saber con mucha antelación qué piezas de su repertorio va a tocar de memoria.

14. Dormir el tiempo necesario: mientras el artista duerme, su cerebro interioriza todo lo que ha aprendido a lo largo del día sin que ninguna otra información interfiera, mejorando así la memorización y el aprendizaje.

    Por ello es importante dormir en un lugar tranquilo, sin ruidos y bien ventilado.

15. Realizar ejercicios de calentamiento antes de empezar a tocar: el lector puede preguntarse qué relación hay entre hacer ejercicios de calentamiento y la memorización; pues bien, tanto el músculo como el cerebro se *alimentan* de oxígeno, de hecho, el cerebro es el mayor consumidor de oxígeno de todo el cuerpo. Del mismo modo que un coche en mal estado consume más gasolina, también una musculatura tensa necesita más oxígeno para funcionar correctamente, y lo hace a expensas de quitárselo al cerebro. El cerebro, pues, se verá perjudicado.

Con una cabeza débilmente oxigenada y un cuerpo tenso es imposible sentirse bien para interpretar, y la posibilidad de sufrir lapsus de memoria aumenta.

Además, la rigidez corporal bloquea la respiración y sin una buena respiración es imposible frasear. Los gestos serán torpes, pesados y el intérprete no podrá comunicar.

Todo esto tiene una solución tan sencilla como la realización de ejercicios de calentamiento fuera del instrumento. Ejercicios que, a su vez, ayudarán al intérprete a ser y estar natural mientras toca.

16. Dieta equilibrada y 30-60 minutos diarios (o un mínimo de tres días a la semana) de ejercicio físico aeróbico de intensidad moderada (en el capítulo 5 veremos la importancia de la dieta y del ejercicio físico).

El trabajo mental. Mayor rendimiento, mejor ejecución, menos trac

Los movimientos practicados cuando tocamos, cantamos, bailamos o actuamos (trabajo físico) moldean el cerebro, creando programas neuromotores automáticos que nos permiten avanzar en el aprendizaje día tras día.

Pero, todavía podemos disfrutar más y mejorar los resultados obtenidos si ponemos en práctica el trabajo mental.

Todos los artistas (músicos, bailarines, actores, cantantes...) pueden hacer grandes progresos con el trabajo mental.

Trabajar mentalmente consiste en imaginar un gesto sin hacer ningún movimiento físico: imaginar el recorrido que hacen nuestros dedos al tocar una obra; imaginar los gestos de nuestro cuerpo al bailar; imaginar la respiración abdomino-diafragmática al cantar... y todo ello sin realizar movimiento alguno.

La eficacia de este método para mejorar el aprendizaje ya ha sido demostrada en el deporte y en la música.

Se puede realizar siempre y es de gran ayuda cuando, por ejemplo, no se dispone del instrumento (músicos), en períodos de reposo por lesión o enfermedad, o bien cuando el desgaste físico es importante debido al gran número de actuaciones, ya que el trabajo mental ayuda a prevenir el riesgo de sufrir sobrecarga muscular u otras lesiones.

Su eficacia es debida a que, cuando el artista pone en práctica el trabajo mental está utilizando las mismas conexiones neuronales que se activarían si realizara la acción de bailar, tocar, cantar, moverse..., por tanto, sólo está inhibiendo el último paso: la señal del cerebro para realizar la acción.

Además, el trabajo mental crea un *modelo mental* del gesto que queremos hacer incluso antes de llevarlo a cabo. A menudo les digo a mis alumnos: «Antes de tocar, piensa qué quieres tocar y cómo lo vas a tocar...».

Evidentemente, la práctica y el trabajo físico son esenciales. El trabajo mental nunca los puede remplazar; sin embargo, alternando los dos métodos mejoramos la ejecución, conseguimos un mayor rendimiento y adquirimos mayor destreza y coordinación.

A este respecto, Arthur Rubinstein dijo: «El trabajo mental es el mejor método para mantener las capacidades interpretativas y limitar el número de horas pasadas delante del instrumento».

Santiago Ramón y Cajal afirmó: «Si un pianista desea adquirir unas habilidades determinadas necesitará muchos años de práctica física y de entrenamiento mental».

El trabajo mental es más eficaz si:

- Se realiza regularmente.
- Se combina con ejercicio físico.
- Las sesiones son breves.
- Imaginamos al mismo tiempo las respuestas de los músculos que han de ejecutar el movimiento: el cerebro (corteza sensorial motora) no sólo envía señales motoras para activar los músculos, sino que también recibe información sensorial proveniente de ellos, como cuál ha sido la intensidad de la contracción, si hay o no cansancio muscular, dolor muscular, etcétera.

Estrategias para facilitar el aprendizaje

Como ya hemos visto en el apartado anterior, además de la automatización de gestos técnicos, otro proceso importante en el aprendizaje y en el control de la ansiedad es la memorización de la información.

Adquirir memoria es crear nuevas conexiones entre las neuronas.

A continuación, vamos a dar algunas pautas para facilitar el aprendizaje (optimizar la memoria) y poder afrontar mejor la ansiedad escénica:

- Las informaciones que enviamos al cerebro deben ser claras ya que si no se producirán interferencias que harán difícil la conservación de los datos.

  Ejemplos de informaciones poco claras son: partituras en mal estado o con notas muy pequeñas que provocan una percepción visual imprecisa; leer el texto de una obra de teatro mientras hay ruido en la sala; no definir bien los pasos de una coreografía...

- Consolidar una información aprendida antes de aportar nuevos datos, ya que la cantidad de datos que puede retener el cerebro es limitada y almacenar nuevos datos *borrará* los no consolidados.

Por ejemplo, para consolidar (formar más asociaciones e interconexiones neuronales) una información podemos: repetir un mismo ejercicio de maneras diferentes, utilizar metodologías de aprendizaje diversas, jugar o ponernos algún tipo de reto para trabajar un fragmento antes de pasar al siguiente...

A veces, el problema de algunos artistas es que quieren memorizar obras completas de un *tirón* y, creyendo que ya tienen bien memorizado el primer pasaje, pasan enseguida al siguiente, y es aquí cuando los datos que no han sido afianzados se pierden. Esta pérdida se manifestará en forma de lapsus de memoria y/o ansiedad el día de la actuación.

Para que el alumno comprenda la evidencia de este hecho, a menudo le planteo un reto: le hago percutir un ritmo corto de 4 compases, primero yo y después él; éste lo repite sin problema alguno. Acto seguido percuto un ritmo muy largo de unos 12 compases; entonces, el alumno es incapaz de repetirlo al completo, se da cuenta de que no puede almacenar tanta información y de que los nuevos datos (los del compás 5, 6, 7, 8, etc.) han borrado los poco consolidados (los del compás 1, 2, 3, 4).

A continuación fracciono el ritmo de 12 compases en tres fragmentos de 4 compases cada uno y los trabajamos con variedad de ejercicios hasta consolidarlos.

Después de este trabajo el alumno es capaz de repetir los 12 compases sin problema.

De este modo, el alumno se da cuenta de que, a corto plazo, si es muy bueno, quizás pueda repetir los 12 compases seguidos. Pero a largo plazo, toda aquella información que previamente no ha consolidado y almacenado correctamente se perderá.

- Para aprender un movimiento debemos repetirlo del mismo modo y con poca variación.
- No automatizar un movimiento cuando todavía no está perfeccionado.
- Mantener la motivación y la atención: cuando una información nos parece poco interesante o poco importante nuestra atención disminuye y el cerebro filtra esa información y la olvida.
- Planificar el tiempo de estudio y los ensayos. El aprendizaje mejora cuando trabajamos en sesiones cortas repetidas cada cierto tiempo. Por otro lado, aquellas habilidades que se adquieren lentamente se retienen mejor que las que se adquieren en un período rápido y corto de tiempo.

La eficiencia se confunde con la velocidad. Y sin embargo, mis ideas me llegan en momentos de distracción. Cuando me relajo, la otra mitad de mi mente trabaja y encuentra soluciones. A veces, lo que parece ser perder el tiempo, puede ser ganarlo.
PABLO RUDOMÍN

- Evitar caer en un trabajo repetitivo, obsesionado e incontrolado.
- Hacer ejercicios de calentamiento antes de empezar los ensayos y mantener una posición corporal correcta sin tensiones añadidas.
- Utilizar durante los ensayos todos los tipos de memoria: auditiva, nominal, visual, analítica, muscular y cinestésica.
- Que el ensayo se convierta en un momento de trabajo agradable. Se aprende mejor si lo que hacemos es divertido.
- Dieta equilibrada y 30-60 minutos diarios de ejercicio físico aeróbico de intensidad moderada.
- Dormir y descansar lo suficiente: el tiempo que pasamos durmiendo consolida el aprendizaje.

Trac y edad. Trac y experiencia profesional

¿Por qué los niños tienen poco trac?

Como señala Jean Piaget (1896-1980), psicólogo y epistemólogo, famoso por su teoría del desarrollo cognitivo y de la inteligencia, antes de los ocho años de edad la presión social —fracaso, éxito, compromiso, *situación a defender*, que pensarán los demás de mí...— todavía no existe y, por tanto, el niño no teme la evaluación de los demás. Aprende a partir de la experiencia y trabaja en el momento presente.

Es a partir de esa edad cuando empieza a aparecer la objetividad y la capacidad crítica sobre sí mismo y sobre los demás.

Los lazos afectivos con los amigos comienzan a anteponerse a la familia, necesitan compararse con los demás para comprenderse a sí mismos. El grupo de amigos empieza a ser importante y quieren sentirse aceptados. Por este motivo, en ese punto, es muy importante reforzar la autoestima y evitar situaciones que, en un futuro, puedan favorecer la aparición de inseguridad, miedo o ansiedad.

A la edad de doce años la evolución cognitiva, emocional y social del niño se encuentra dentro del estadio operativo formal.

El pensamiento operativo formal es el más elevado dentro del desarrollo intelectual y se caracteriza por un pensamiento más reflexivo. La autoevaluación y la autocrítica aparecen en esta etapa.

La preocupación básica del adolescente es buscar su propia identidad.

Se juzga según cómo percibe que es valorado por los demás y ¡debemos vigilar!, ya que ciertas actitudes, vivencias y aprendizajes recibidos darán pie a que se instauren en él ideas irracionales sobre perfeccionismo: «No puedo fallar y menos delante de los demás...» «Mi autoestima va a depender de la imagen que los demás tengan de mí»...

En esta etapa la sensibilidad al ridículo es notoria y a menudo evitan actuar ante el público.

El aprendizaje recibido por parte de padres y profesores será la clave para superar estos miedos. Debemos aprovechar esta etapa para que el adolescente exprese sentimientos y estados de ánimo a través del arte.

Poco a poco, el adolescente irá abandonando la dependencia de las opiniones ajenas para dar más peso al autoanálisis (se verá más detallado en este mismo capítulo, en el apartado: «Entorno familiar y docente»).

Ciertamente, los niños tienen poco trac hasta que aparece el sentimiento de responsabilidad triple: hacia él, hacia las obras y hacia el público.

Este sentimiento (conciencia artística) ayuda a que el artista exprese lo mejor de sí mismo, pero si es exagerado, si sobrepasa los límites, puede dar lugar a una timidez que priva de toda frescura y espontaneidad a su interpretación.

En cada etapa de nuestra vida como artistas debemos conservar ese niño que todos llevamos dentro.

Únicamente no sentía miedo cuando era pequeña. A los doce o trece años, empecé a sentir miedo. Y esta sensación no ha desaparecido desde entonces. No creo que esta sensación dependa forzosamente del grado de preparación. A menudo es una cosa totalmente irracional.

MARIA JOAO PIRES

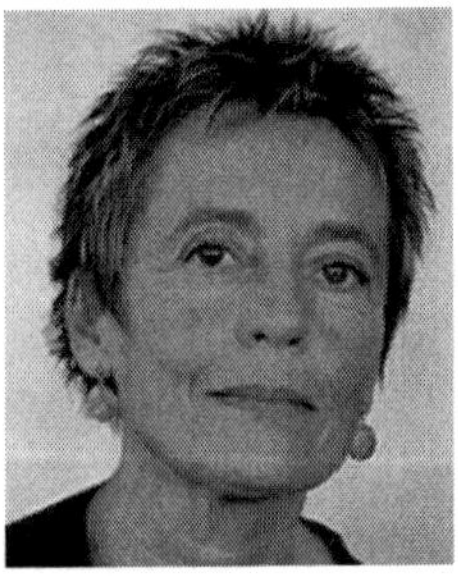

La ansiedad ante una actuación suele ser considerable en los primeros contactos del artista con el público. Pero este tipo de ansiedad mejora con la edad, pues es debida a la falta de experiencia profesional.

Como señala el psicólogo Guillermo Dalia: «Cuando el artista interpreta ante el público aparece una respuesta fisiológica que se activa desde el sistema nervioso autónomo, es decir, que no está al alcance de nuestra voluntad. Hemos enseñado a nuestra respuesta a activarse ante esas situaciones como si fueran peligrosas... y ahora hay que enseñarle que estábamos equivocados, pues no existe ningún peligro real que haga necesario el desencadenamiento de la respuesta de ansiedad. Este nuevo aprendizaje se realiza a través de la propia experiencia, que ha de demostrarnos que "realmente" no ocurre nada...».

Los resultados del trabajo de investigación realizado por nuestro centro (*El trac en los jóvenes intérpretes*, cpae, 2002) ponen de manifiesto que:

- El trac crece con la edad hasta estabilizarse sobre los 13-15 años, después va disminuyendo, especialmente en aquellos aspectos relacionados con la opinión ajena (gráfico 2).
- El síntoma más frecuente, «miedo a fallar o equivocarse», presenta una estabilización y posterior retroceso en los años finales de la carrera (gráfico 3).

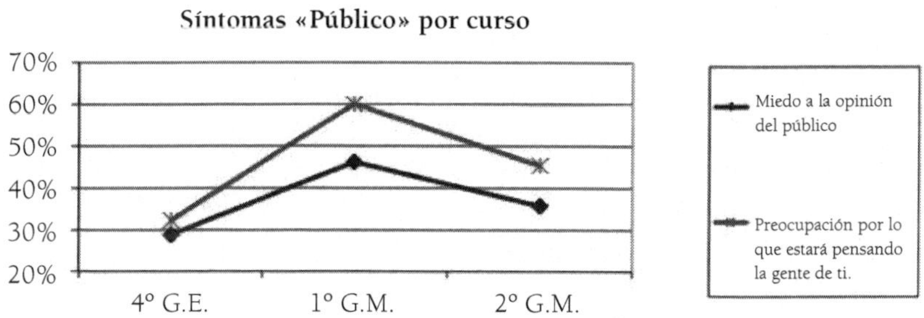

Graf. 2. Los síntomas relacionados con la opinión del público disminuyen a partir del segundo curso de grado medio.

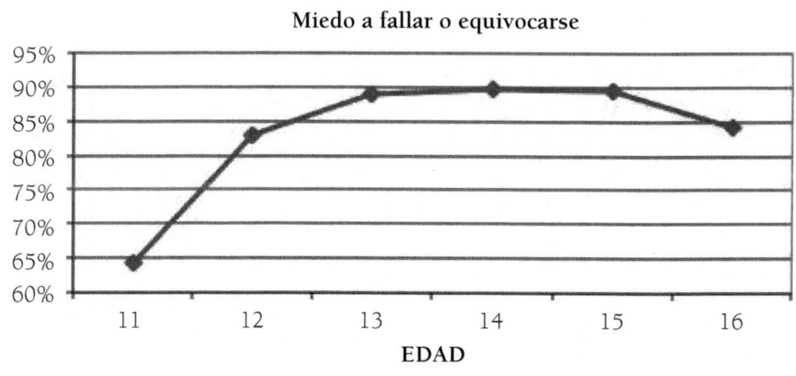

Graf. 3. A más edad, más actuaciones y mayor experiencia.

El público. Importancia de la autoevaluación

Cuanta más importancia se dé a la mirada crítica del público, cuanto más se desee no decepcionarlo, cuando la estima hacia uno mismo dependa en gran medida de la admiración del público, más ansiedad aparecerá. Y a su vez, el artista sufrirá mayor ansiedad ante un público hostil, serio y escéptico que ante un aforo simpático e indulgente.

Por este motivo, las primeras actuaciones del niño artista deben darse en un ambiente agradable, con un público amable, dispuesto a ofrecer *una sonrisa y multitud de aplausos.* Esto favorecerá, por un lado, la empatía del artista y, por el otro, que su sistema límbico (cerebro) guarde un recuerdo agradable del momento. Este recuerdo actuará como un refuerzo positivo en las siguientes actuaciones (véase capítulo 2).

> El maestro Casals en su debut en Viena estaba *tan nervioso* que cuando empezó el concierto, al cabo de pocos compases de la orquesta, el arco le saltó por los aires y él, queriendo atraparlo al vuelo, lo golpeó todavía más y lo hizo volar hasta la sexta fila de platea.
>
> El público restó inmóvil, sin hacer comentario alguno. Una persona del público recogió el arco y lo hizo pasar de fila en fila hasta llegar a las manos del maestro.
>
> La orquesta permaneció tranquila, sin dar sensación de inquietud o contrariedad.
>
> Casals se quedó muy impresionado: «¡Qué placer poder tocar para aquel público!». Recogió el arco con emoción y agradecimiento, se sentó, hizo una señal decidida al director y el concierto volvió a empezar.
>
> La velada se recuerda como memorable, con el público de las últimas filas de pie para poder ver y aclamar al maestro Casals...

Más de cincuenta músculos del rostro relacionados con la mímica reflejan la vida interior de una persona.

La contemplación de un público con rostro *apático* activará la amígdala (cerebro) del artista. El dispositivo de alarma de la amígdala procesa automáticamente esta información: «rostro apático», sin que penetre en la conciencia del artista, porque los mensajes emocionales son procesados por la amígdala de manera rápida e inconsciente (véase capítulo 2).

Basta la mera contemplación de una cara triste, ausente o seria para despertar en nosotros emociones semejantes. Además, la amígdala establece conexiones con regiones del cerebro que forman parte del sistema de recompensa y que controlan la motivación.

> La expresión facial es uno de los estímulos clave en la prevención de la ansiedad escénica y en el trato con los que nos rodean.

Los resultados del trabajo de investigación realizado por nuestro centro (*El trac en los jóvenes intérpretes*, cpae, 2002) ponen de manifiesto que:

- A mayor número de actuaciones (exposición a la causa) menos síntomas de trac.
- El tipo de actuación que más favorece la aparición de trac es la actuación ante el público, seguida de la privada y, en último lugar, las grupales.

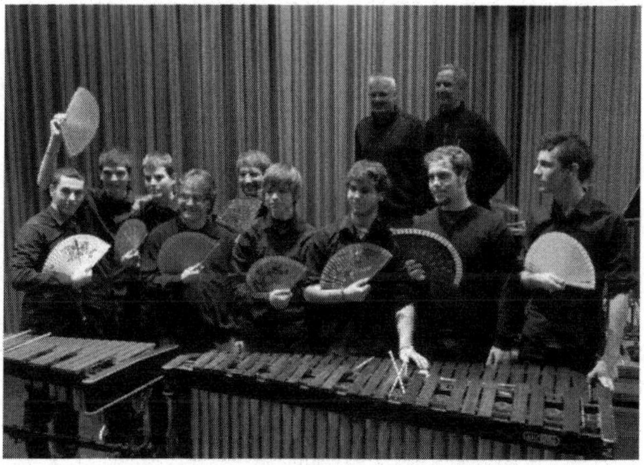

Fig. 8. Grupo de percusión de la Escuela y Conservatorio de Música de la Diputación de Tarragona.

Como ya hemos comentado al inicio de este apartado, la estima hacia uno mismo no debe depender de la admiración del público.

Para que esto sea posible, el artista debe trabajar la autoevaluación.

Con la autoevaluación el artista aprende a:

- Valorar sus capacidades y la calidad del trabajo realizado.
- Cambiar el foco de atención, centrando la atención sobre sí mismo y sobre su trabajo y no sobre lo que puedan pensar u opinar los demás.
- Buscar su propio estilo.

Para que algo guste a los demás, primero debe gustarte a ti
RITA WAGNER

Buscar aseguración del tipo: «¿Lo he hecho bien?»; «¿Os ha gustado?» hace que el artista dude de sus capacidades y entre en un estado de incertidumbre, pues su actuación no depende de él, sino de la crítica de los demás.

Éstos son mis sentimientos, mi pasión, mi arte... esto es lo que os ofrezco. Si os emociona tanto como a mí, me sentiré agradecida, y si no es así, también estaré llena de agradecimiento, pues vuestras dudas alimentan mi búsqueda para seguir creando...
A. ROMERO

El ambiente

El tamaño del escenario, el número de espectadores, la distribución escénica, grabar la actuación, etc. Son algunos de los elementos que condicionan el trac.

El cerebro tiene miedo de lo desconocido. Para aminorar la ansiedad es importante planificar bien el día de la actuación: llegar con antelación, observar el entorno, la situación del público, la calidad sonora de la sala, dónde estarán los focos, saber de antemano la ropa que se llevará ese día, etcétera.

Si se trata de un examen o unas oposiciones también es importante conocer todo lo referente a estas pruebas: miembros del jurado, lugar donde se realizan las pruebas, requisitos que se piden, duración, etcétera.

Ocultar una lesión o una enfermedad

Los artistas pueden tener patologías que afecten al órgano que interviene en su actividad: la voz del cantante, el brazo del violinista, el pie del bailarín... Estas patologías disminuyen el dominio de uno mismo, la actuación resulta más difícil y aumentan las creencias negativas sobre las capacidades de poder realizar una buena actuación.

Las lesiones y enfermedades a menudo aparecen en el peor momento y es normal que alteren el estado de ánimo del artista. Pero no es conveniente valorar esta situación como desesperada y esconder la lesión al resto de compañeros, al profesor, al director..., por miedo a perder el trabajo o la elevada reputación.

Tampoco es conveniente que el artista piense que ya nunca más será el de antes. Ambas cosas acarrean en él un estado de ansiedad permanente que alargará todavía más su recuperación. Bien sabido es que un porcentaje elevado de problemas físicos tienen un componente psicológico significativo.

A veces, también ocurre que el artista se engaña a sí mismo asegurando que *no es nada* y arrastrando el problema día tras día sin buscar ayuda profesional, lo cual hace que la lesión cronifique y afecte seriamente a su rendimiento.

Otras veces la lesión llega por exceso de trabajo: el artista se prepara para unas oposiciones, bolos, pruebas de selección... y no es consciente de las medidas que debe tomar para evitar la aparición de lesiones.

La mayoría de sobrecargas musculares, atrapamientos nerviosos, tendinitis, contracturas, roturas fibrilares, afonías, nódulos en cuerdas vocales y otros tipos de patologías son debidos a una mala prevención, a una mala praxis o a un desconocimiento de la fisiología y la anatomía del cuerpo humano.

Ante una lesión o enfermedad el artista debe adoptar una actitud razonable y permitir ser ayudado por un profesional. Nunca se debe tocar o actuar con dolor.

Cultivar una personalidad equilibrada (equilibrio cuerpo-mente) le ayudará a asumir la lesión, y ello influirá en que la recuperación sea más rápida y mejor.

Debemos tener en cuenta que, cuando la lesión física ha curado y el artista se reincorpora a su actividad, puede llevarle tiempo recuperar la confianza en sí mismo, ya que, como resultado de todo el proceso por el que ha tenido que pasar, es frecuente la aparición de ansiedad como consecuencia de la tensión general o del miedo a recaer. Por este motivo, es conveniente prolongar el tratamiento psicológico a pesar de que ya haya finalizado el tratamiento físico.

El entorno familiar y docente

Pablo Rudomín, neurofisiólogo, premio Príncipe de Asturias de Investigación Científica y Técnica, expone: «La verdadera felicidad está en el camino».

Aprobar unas pruebas de selección, entrar a formar parte de la Orquesta Sinfónica de Berlín, haber actuado magníficamente durante la representación de una obra de teatro, no es la felicidad. De hecho, podríamos ser el primer bailarín de la Compañía Nacional de Danza y no sentirnos felices, porque la felicidad es el camino que ha hecho el artista previamente para poder llegar a ese gran día.

Es por este motivo que debemos dar suma importancia al aprendizaje y a las experiencias vividas por el artista ya desde sus inicios, puesto que ello afectará no sólo a su felicidad, sino también al resto de sus emociones (ansiedad, miedo, angustia, frustración, pánico...).

Todo artista es capaz de desarrollar sus cualidades innatas y, lo más importante, de adquirir aquellas destrezas que no posee.

Si queremos para el *futuro* artista una formación integral y de calidad, esto implica no sólo enseñar, sino también educar, informar y formar. Y en esta formación tiene que existir un equilibrio entre el alumno, el profesor, el centro y los padres.

> No se trata de modelar al alumno como el profesor o los padres querrían que fuera, sino de observarlo, promocionando lo que es de la mejor manera posible.

Cuando existe un equilibrio entre el papel de los profesores y los aspectos propiamente educativos, el papel de los padres en la motivación y seguimiento de sus hijos y la manera como afronta el artista su experiencia de aprendizaje, es cuando crece la seguridad y la confianza en uno mismo.

El profesor

La tarea de un profesor no es eliminar el trac, sino conseguir que éste sea favorable para el artista. El alumno aprende a gestionar mejor sus emociones, a adaptarse a las circunstancias y a ser más creativo cuando éste:

- Estimula su pensamiento. Por ejemplo: preguntando qué piensa él sobre una obra, una coreografía, un texto; orientándolo hacia nuevas alternativas; utilizando diferentes tipos de memoria en el aprendizaje...).
- Dedica atención plena a lo que hace y a lo que le pasa.
- Invierte tiempo en identificar y cultivar sus dones, sus capacidades artísticas y sus carencias.
- Le ayuda en su preparación psicológica.
- Programa actuaciones delante de otros, ya sean compañeros (ambiente más distendido) o público en general.

- Actúa como modelo y no refuerza en el alumno el miedo al ridículo. Por ejemplo, que el profesor no *esconda la cabeza* cuando se piden voluntarios para una actuación...
- Lo acepta y lo respeta corrigiendo sus conductas que no su persona. El profesor no debe olvidar que el alumno es otra persona, independiente y diferente a él.
- No impone su visión artística, ya que el hacerlo puede provocar en el alumno un efecto de sugestión (causarle un sentimiento de culpabilidad y de miedo por no actuar según el profesor).
- Marca unos objetivos razonables y negociables.
- Marca normas y rutinas (ayudan a desarrollar el cerebro y a evitar cerebros frágiles).
- No lo compara con los demás. Cada alumno es diferente y la igualdad pasa por el respeto a la diferencia.
- Ensalza lo positivo que realiza y las cualidades que tiene.
- Instaura en él el deseo de superación.
- Plantea metas reales y alcanzables.
- Le motiva a tomar decisiones y a experimentar: «No he bailado nunca este estilo musical, pero probaré» «Me presentaré a estas pruebas de selección»...).
- Le motiva a asumir riesgos y a responsabilizarse de sus actos.
- Es sincero en sus errores y en los aspectos a mejorar. Esto hace que el alumno confíe en la opinión del profesor.
- Lo educa en la contrariedad.
- Lo educa en la voluntad, la constancia, la automotivación y la autoestima.

***La experiencia muestra que un alumno que tiene confianza absoluta en la opinión del profesor rara vez se perturba cuando debe tocar delante de otras personas, porque está convencido de que su obra (de la cual el profesor está muy satisfecho) también debe satisfacer al resto del público, por muy exigente que sea.* MARGIT VARRÓ**

El talento es algo bastante corriente; no escasea la inteligencia, sino la constancia.
D. Lessing

En sus metodologías de aprendizaje tiene presente el sexo, la lateralidad y el funcionamiento propio de cada hemisferio para poder utilizar estrategias específicas en el alumno:
Colaboración interhemisférica:
El profesor debe establecer un equilibrio entre los recursos lingüísticos y analíticos del hemisferio izquierdo y las potencialidades artísticas del derecho, es decir, permitir una buena colaboración interhemisférica.

Cada hemisferio cerebral tiene un papel diferente pero complementario. Ante una tarea que hay que efectuar, la actividad cerebral está más focalizada en un hemisferio y más difusa en el otro, pero los dos hemisferios participan relativamente de *igual* manera en la ejecución de la tarea.

Toda persona muestra preferencia por una mano, un ojo, un oído... Esta tendencia es innata, se llama dominancia lateral.

La noción de dominancia se aplica también al cerebro. Tenemos un hemisferio preferido y esta preferencia afecta a la personalidad, a las habilidades y al estilo de aprendizaje.

En los diestros suele dominar más el hemisferio izquierdo y en los zurdos o ambidextros la organización cerebral es más compleja, menos diferenciada, más repartida y menos lateralizada (no tan dominante).

En los procesos de cognición el artista utiliza más el hemisferio dominante, es decir, según la lateralización que predomine aprenderá de diferente manera. Pero para *funcionar* saludablemente, debemos favorecer que exista un equilibrio entre el hemisferio derecho y el izquierdo. La conexión funcional hace que el niño artista aprenda a aprender.

De hecho, las artes por sí mismas (música, canto, pintura, danza, baile, teatro....) ya desarrollan de manera simultánea el funcionamiento de los dos hemisferios cerebrales (derecho e izquierdo). Aun así, el profesor, como educador, debe potenciar en el alumno el mayor grado de colaboración interhemisférica y no privilegiar sólo el modo de aprendizaje dominante. Esto hará que el alumno comprenda su trabajo. Lo comprendido es interhemisférico y favorece la plasticidad cerebral. Además, cuando el artista comprende su trabajo, la ansiedad y el miedo disminuyen (véase en este mismo capítulo el apartado «Capacidad comunicativa»).

¿Cómo puede el profesor potenciar la colaboración interhemisférica del alumno?

- No forzarlo a realizar un trabajo que contradiga sus verdaderas capacidades.
- No descuidar el aspecto emocional, intuitivo y sensorial del aprendizaje.
- Si la clase es colectiva, utilizar estrategias de aprendizaje y metodologías que abarquen tanto al sexo masculino como al femenino. Niños y niñas solucionan problemas idénticos con diferentes estrategias y relaciones; aun así, no debemos olvidar que hay más diferencias entre individuos que entre grupos, de aquí la importancia de personalizar la educación con estrategias educativas individualizadas.
- En la etapa inicial del aprendizaje artístico priorizar el «hacer» arte (sentir, jugar, crear...) al «enseñar» arte.
- Que lo comprendido (interhemisférico) tenga prioridad sobre lo aprendido (intrahemisférico).
- Lo aprendido ha sido captado por el hemisferio, ya sea derecho o izquierdo, que más ha favorecido el profesor, y a la larga, si sólo se trabaja de esta manera, fomentamos la aparición de ansiedad ante situaciones que el alumno no entiende. Cuando el alumno no entiende aparece la indiferencia y la desmotivación.

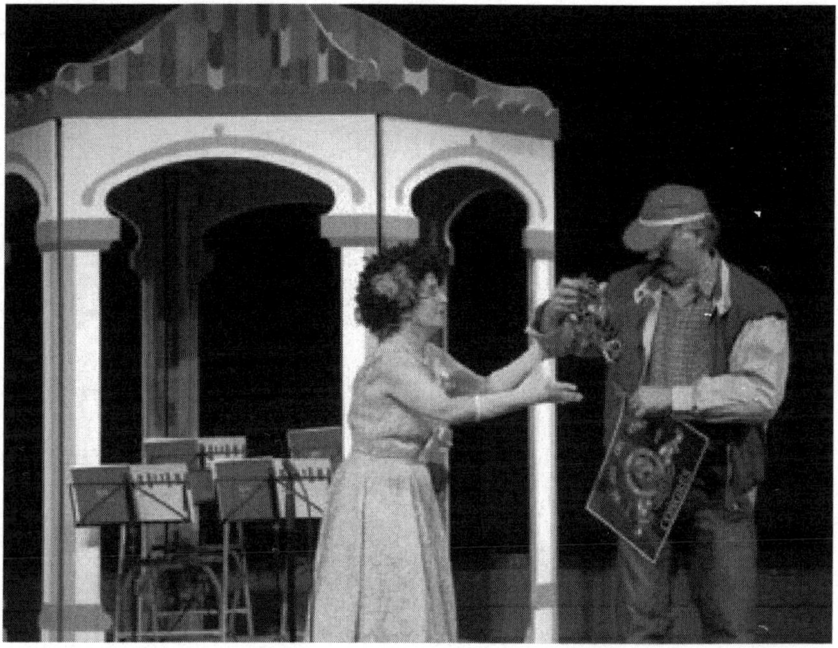

Fig. 9. Profesores de la Escuela y Conservatorio de Música de la Diputación de Tarragona durante una actuación.

> ***Si almacenamos toda la información que recibimos sin relacionarla ni estructurarla, no nos informa, sino que sólo nos confunde. La información se acumula, el conocimiento, en cambio, se estructura al relacionarse, como las neuronas...***
> **PABLO RUDOMÍN**

Los padres

Los padres también tienen un papel fundamental en la formación del artista.

El apoyo familiar es muy importante para afrontar la ansiedad y mejorar las actuaciones.

¿Qué deben y pueden hacer los padres?

- Ofrecer el máximo número posible de experiencias artísticas, ya desde la infancia.
- Cultivar la práctica de compartir el arte rodeado de familiares y amigos.
- No fomentar en él ideas irracionales del tipo:
  - «Seguro que lo haces perfecto.»
  - «No importa si te equivocas.»
  - «No debes cometer fallos.»
  - «¿Qué te ha pasado? Te ha salido bastante mal, ¿verdad?»
  - «¿Por qué siempre estás tan nervioso?»

- Evitar comentarios como:
  - «No des la nota.»
  - «Procura no hacer el ridículo.»
  - «Tranquilo, no estés nervioso». Antes de oír este comentario quizás el alumno estaba tranquilo, pero tras oírlo, lo más seguro es que empiece a ponerse nervioso...
  - Dirigiéndose al profesor: «Es que él es así, tiene este carácter, qué se le va a hacer...». Este tipo de comentario refuerza en el alumno la creencia de que ya todo está decidido y de que las conductas no se pueden modificar.
  - Dirigiéndose al alumno, con el profesor delante: «Qué pena, en casa te salía mucho mejor...». Este tipo de comentario va dirigido más a un resultado final que al esfuerzo realizado por el alumno.

- Vigilar con la ansiedad escénica indirecta, la que sufren los padres al ver actuar al hijo, porque a través de sus gestos o palabras la pueden transmitir al hijo.

- Creer en sus capacidades (confiar en él) y animarle a tener un espíritu de superación y de trabajo constante.
- No intimidarle, ya que puede ser la causa de falta de seguridad y naturaleza tímida general.
- Asistir a sus actuaciones y evitar comentarios dirigidos a otros alumnos del tipo:
  - «Ha hecho el ridículo.»
  - «Pobrecito, qué vergüenza debe haber pasado.»
  - «Mira qué tranquilo está, en cambio tú estás como un flan.»

  El alumno, de manera indirecta, puede verse reflejado en este tipo de comentarios. Esto no ayuda a que adquiera seguridad y confianza en sí mismo y, por tanto, condicionamos sus futuras actuaciones.
- Al finalizar la actuación no comentar los errores o fallos cometidos (analizarlos otro día con calma). Dedicar ese momento a dar un refuerzo positivo como: tomar un buen helado, ir a cenar fuera para celebrarlo, darle un fuerte abrazo...
- Felicitarle por el simple hecho de haber actuado. Lo importante es el esfuerzo y la dedicación en su trabajo. Debemos enseñar al alumno a no generalizar un solo acontecimiento: la finalidad de las actuaciones es aprender de los errores.

> ***Con el paso del tiempo el artista se da cuenta de que lo que parecían sucesos horribles no eran más que pasos intermedios.***
> ***J. R. Harvey***

- Los padres deben actuar como modelo y no reforzar en él el miedo al ridículo. Por ejemplo, que los padres no *escondan la cabeza* cuando se piden voluntarios para una actuación...
- Fomentar un hábito de estudio constante sin olvidar el entretenimiento y las relaciones sociales.

> Si la educación familiar y social no es buena puede aparecer un trac que afectará a toda la experiencia profesional del artista.

A continuación vamos a comentar algunos de los resultados del estudio de investigación realizado por nuestro centro (*El trac en los jóvenes intérpretes*, cpae, 2002) que conciernen a este apartado:

1. Una de las causas de aparición de trac es la inseguridad que tiene el alumno sobre sí mismo cuando sabe que su técnica no es tan buena como desearía. Así pues, la confianza en uno mismo se ve favorecida cuando una de las prioridades del profesor es mejorar la técnica de su alumno.
2. Resulta positivo que los padres y profesores animen un moderado espíritu competitivo y no tan sólo un puro deseo de disfrutar con el arte. Las situaciones de más baja competitividad son generalmente vividas por el alumno con una menor motivación.
3. La autoestima (seguridad en uno mismo) se ve perjudicada por el miedo de los alumnos a posibles represalias paternas.
4. Influyen negativamente las actitudes de profesores muy intransigentes (que no dejan pasar ni una) o de profesores que hacen críticas genéricas al alumno, como decirle que es un desastre.

   En este caso puede aparecer el llamado «trac del aula» específico para las situaciones vividas en la clase y no tan relacionado con situaciones de examen o de actuación ante el público.

   Un 15% de los alumnos que se encuentran en esta situación tiene miedo de ir a clase y un 72% de los que tienen miedo de ir a clase se muestra tenso en ella.
5. Los alumnos que dan demasiada importancia a la opinión de los demás tienen una mayor incidencia de trac, así como también aquellos que se culpan a sí mismos de los resultados obtenidos. Estos alumnos pueden tener un

miedo irracional al público sin saber a que es debido exactamente.

Es importante que padres y profesores identifiquen estas actitudes para poder ofrecer algún tipo de ayuda (terapia cognitiva-conductual, técnicas corporales, etc.).

6. Incorporar *el juego* dentro del aula es beneficioso y ayuda a motivar al alumno.
7. La automotivación del alumno se ve perjudicada cuando la distancia entre los objetivos que marca el profesorado y los resultados reales a los que puede llegar aquél según su edad y características personales (intelectuales y emocionales) es inalcanzable y desproporcionada.

   El alumno acabará por creer poco en sus capacidades y en su eficacia personal.
8. Cuando el alumno se siente obligado, el trac disminuye tanto en las actuaciones ante el público como en los exámenes, en cambio, aumenta durante las clases (trac del aula).

Los resultados obtenidos en exámenes y actuaciones son más bajos debido al *pasotismo* de estos alumnos.

No debemos olvidar que cuando el alumno se encuentra cursando el grado profesional de la enseñanza artística sólo podremos ayudarle si es él quien voluntariamente ha optado por seguir este camino.

Los padres no deben presionar a sus hijos adolescentes cuando ellos ya han tomado una decisión consciente y madura de no continuar.

> Es tan importante ayudar a decidir al alumno como saber respetar sus decisiones.

9. El alumno que siente miedo y ansiedad porque sus padres se «enfadan» después de una mala actuación presenta un tipo de trac que no es específico de ninguna situación en concreto, sino que afecta a toda su experiencia artística y profesional.

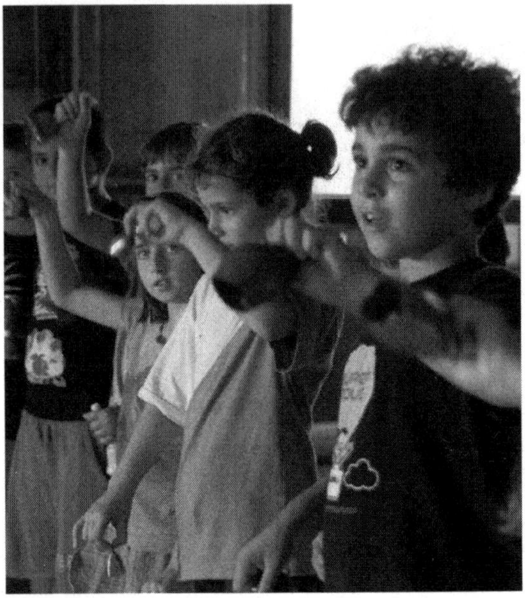

10. Un 50% de los alumnos que participaron en el estudio siente que ha defraudado a los demás después de una mala actuación. Estos alumnos presentan mayor ansiedad escénica que el grupo comparativo.

Ante la insignificancia aparece indiferencia y poca motivación... Entonces el profesor repite y repite..., pero el cerebro no es un músculo y no comprende mediante la repetición...

5

TRATAMIENTO

> ***Qué suerte tenemos de no saberlo todo,***
> ***así podemos gozar investigando.***
> *P. Rudomín*

Afrontemos el trac con éxito

El artista sufre física y psicológicamente el trac como un fenómeno desagradable y busca mecanismos más o menos eficaces para eliminarlo (fármacos, supersticiones, ideas irracionales, escapes...), pero los fracasos son numerosos porque los procedimientos utilizados acentúan todavía más la ansiedad.

Debemos actuar sobre el trac desde sus inicios, es decir, desde la infancia o adolescencia, y tratarlo individualmente, ya que las manifestaciones son diferentes según cuál sea la personalidad del músico.

La ansiedad y el miedo son cualidades emocionales básicas de la especie humana, por tanto, no podemos desterrarlas. Al contrario, su presencia en el escenario indica un *conflicto* al que debemos prestar atención y tomar en serio.

Si reconocemos a tiempo la ansiedad podremos ofrecer señales apaciguadoras.

La solución no es eliminar el trac, sino aprender a afrontarlo. De este modo el artista logrará reducir los síntomas a un mínimo deseable que le favorezca, llegando incluso a mejorar su actuación.

Las emociones dirigen nuestra atención al problema que debemos resolver; así pues, en lugar de exclamar: «¡No te pongas nervioso!», habría que decir: «Ponte nervioso, pero con mesura». Recuerdo con agrado las palabras de una madre tras el examen de su hijo: «Adrià se lo pasó bomba ayer en el examen, se divirtió a pesar de sus nervios».

¿Cómo puede el artista afrontar el trac con éxito?

1. Reconocer el hecho de que la ansiedad disminuye la calidad de su actuación, dejar ayudarse.
2. Conocer y tratar las causas que motivan su conducta de ansiedad (véase capítulo 4).
3. Dieta equilibrada, descanso adecuado y ejercicio físico.
4. Terapia cognitiva-conductual.
5. Técnicas corporales.
6. Técnicas de relajación.

Puntos clave en el tratamiento del trac

Hay tres puntos clave en el tratamiento del trac:

1. No eliminar el trac, sino conseguir que éste sea favorable para el artista.
2. Tratarlo individualmente, ya que las manifestaciones son diferentes según la personalidad del artista (véase en este mismo capítulo el apartado «La personalidad del artista»).
3. El tratamiento psicológico es uno de los más importantes:
   - Psicoeducativo (véase capítulo 4).
   - Psicosocial (véase capítulo 4).
   - Psicoterapéutico (véase capítulo 5).

Consejos para actuar ante el público

A continuación vamos a dar algunos consejos útiles para afrontar la ansiedad escénica:

1. Desmitificar la importancia de uno mismo. Salvo raras excepciones, el trac es natural en el artista.
2. El cuerpo debe tener un buen equilibrio mental y físico.
3. Dieta equilibrada y respetar las horas de descanso.
4. Actividad física regular, evitando deportes de contacto. De este modo se compensan desequilibrios musculares y físicos y se eliminan tensiones.
5. Trabajar la conciencia corporal y reeducar la postura:
   - Para ello disponemos de técnicas de educación corporal y de relajación física y mental. Con estas técnicas el artista aprende a bajar el tono muscular, que es uno de los factores de riesgo más importantes en la aparición de trac y de lesiones por sobrecarga muscular.
6. Realizar ejercicios de calentamiento/estiramiento/respiración antes y después de actuar.

   El objetivo de los ejercicios de estiramiento (20 segundos y sin rebotes) es:
   - Mejorar el rendimiento y la coordinación de los movimientos.
   - Eliminar los residuos metabólicos producidos durante la contracción muscular.
   - Reducir la tensión mental y física producida durante la actuación.
7. Tonificar los músculos estabilizadores de la escápula (mantienen el borde interno de la escápula *pegado* al tórax): dorsal ancho, serrato mayor, trapecio medio y manguito de los rotadores; estos músculos ofrecen estabilidad a la articulación de la escápula en el brazo (húmero) y ello favorece la libertad de movimiento en los brazo, muñeca, mano y dedos (véanse gráficos 4, 5 y 6).
8. No realizar repeticiones incansables: cuando un pasaje, texto, coreografía, baile, movimiento... no sale bien, buscar alternativas, otras estrategias para conseguir el mismo objetivo.

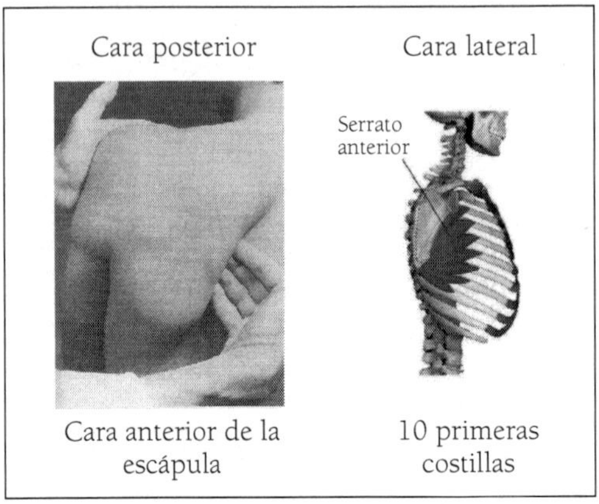

Graf. 4. Serrato mayor. Cara posterior y cara lateral.

9. No gastar las fuerzas físicas y emotivas justo antes de una actuación (repetir todo el texto, realizar el baile completo, tocar todo el repertorio...): antes de la actuación no es momento para *cansarse*, el trabajo ya está hecho y poco o nada podremos mejorar el mismo día o el día anterior. Por tanto, es mejor dedicar los momentos previos a un buen calentamiento general con ejercicios lentos de respiración y de *control* postural.
10. Las primeras actuaciones deben darse en un ambiente agradable, con un público amable, para que el sistema límbico (cerebro) guarde un recuerdo agradable del momento.
11. Incorporar el *juego* en el aprendizaje.
12. Muchas audiciones con público (exponerse a la causa).
13. El estudio previo de una obra sin el instrumento disminuye el grado de fatiga y ansiedad (músicos).
14. El ambiente: es importante conocer el espacio donde tendrá lugar la actuación, el escenario, el entorno, situación del público, calidad sonora, etcétera.
15. Realizar pruebas poniéndose en situación de actuar. Imaginar el público, los aplausos... Puede ser de gran ayuda la técnica de visualización: unas semanas antes, preparar la actuación imaginándola lo más real posible y de la forma ideal que al artista le

Cara lateral

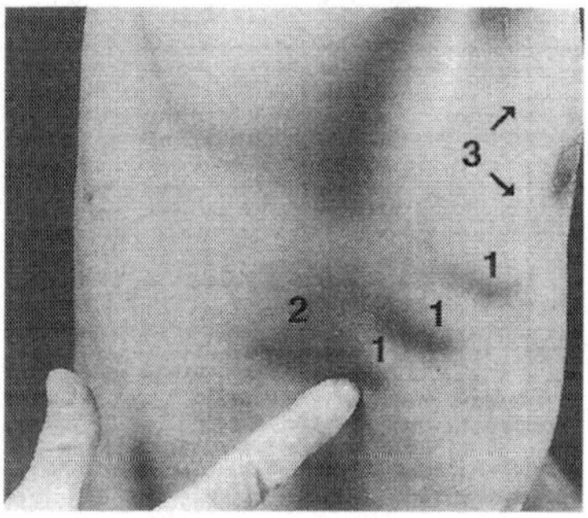

1. Serrato mayor
2. Dorsal ancho
   Extensor de la columna y sustentador del tronco

Graf. 5. Serrato mayor. Cara lateral.

gustaría que ocurriera. De este modo programamos neuromuscularmente nuestro cerebro. El día de la actuación el cerebro sugestionado creará las condiciones para modificar el entorno en consonancia con lo que el artista había visualizado. Como nos dice J. Valls, economista y entrenador de inteligencia emocional: «Si piensas y actúas como si tuvieras éxito, te llegará el éxito».

16. Que exista un equilibrio entre las horas de trabajo y el nivel requerido.
17. Trabajar en unas condiciones ambientales óptimas: luz, temperatura, tranquilidad...
18. Ser consciente y realista de las propias capacidades y del nivel en el cual nos encontramos (puede ayudar observar cómo actúan otros artistas).
19. Aumentar la autoestima y trabajar la autoevaluación.
20. Centrar la atención sobre uno mismo y sobre el trabajo realizado y no sobre lo que puedan pensar u opinar los demás.
21. Buscar el propio estilo y no compararse con otros artistas.

Cara posterior

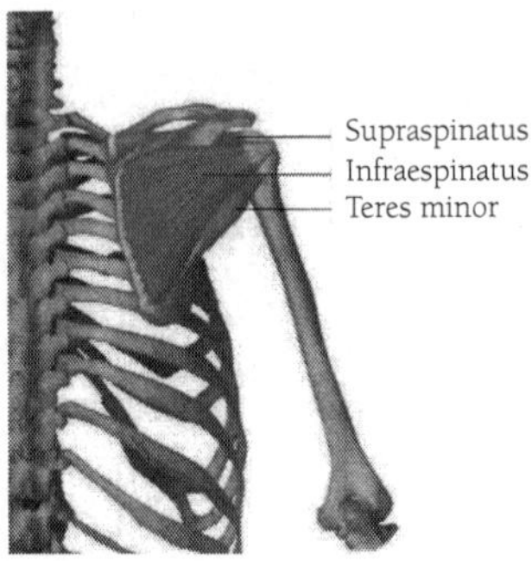

Manguito de los rotadores
Actúan como ligamentos activos de la articulación de la escápula con el brazo (húmero).

Graf. 6. Serrato mayor. Cara posterior.

Normas de salud emocional

La salud es un bienestar óptimo en el plano físico, mental y emocional y no solamente la ausencia de enfermedad.

Es la habilidad del cuerpo para adaptarse a los cambios (estrés físico-mental del artista) sin perder su propio equilibrio interno.

Es un potencial que se construye teniendo buenos hábitos a lo largo de la vida.

La salud depende de múltiples factores, entre los que destacan la nutrición y el ejercicio físico.

Cuando los alumnos me preguntan por qué doy tanta importancia a la comida preactuación les respondo: «¿Qué diferencia hay entre vosotros y un atleta olímpico?»:

- Actuáis ante público.
- Estáis sometidos a un entrenamiento físico intenso.
- Realizáis movimientos rápidos, complejos, mantenidos y perfectamente sincronizados.
- Sois animados por una motivación que os lleva al límite de vuestras posibilidades.

Así pues, el artista también debe prepararse para el *enorme* esfuerzo que requiere la actuación, y en esta preparación los hábitos alimentarios y el ejercicio físico son fundamentales, ya que influirán en su estado emocional.

La automedicación

A veces, uno de los recursos que utiliza el artista para aminorar su ansiedad escénica es el uso de fármacos. Entre ellos el más utilizado es el propranolol (Sumial@), un beta-bloqueante que ayuda a frenar las manifestaciones fisiológicas de la ansiedad (taquicardia, sudoración, temblor...).

Otros fármacos utilizados son: ansiolíticos como las benzodiacepinas o la valeriana (sustancia vegetal) y, con menos frecuencia, antidepresivos como el citalopram o la fluoxetina.

Ahora bien, ningún fármaco está exento de efectos secundarios indeseables:

- El propranolol (Sumial@) puede producir bradicardia, extremidades frías, hipotensión, trastornos del sueño, mareo, nauseas, diarreas... y está contraindicado en diabéticos, asmáticos y algunos tipos de cardiopatías.
- Las benzodiacepinas pueden generar alteraciones de la coordinación motora y empeoramiento de la capacidad de atención-concentración, afectando la calidad de ejecución artística (ritmo, técnica, expresividad...).
- La fluoxetina puede generar trastornos gastrointestinales, cefalea, temblor, insomnio, fatiga, mareos, sudoración...

Además, la mayoría de fármacos causan **dependencia** tanto física como psicológica y **tolerancia** (necesidad de ir aumentando la dosis para conseguir el mismo efecto).

Lo más aconsejable, en lugar de *enmascarar* el pánico escénico con el uso de fármacos, es que el artista se pregunte:

1. *¿Por qué necesito tomar este medicamento?*
2. *Si realmente es eficaz para «curar» mi ansiedad y mis nervios antes de una actuación, ¿por qué entonces necesito tomarlo siempre?*
3. *Así pues, realmente, ¿qué recursos tengo para actuar sobre la causa y no sobre los síntomas de mi ansiedad?*

A este respecto, el psicólogo Guillermo Dalia dice: «Tomar medicamentos no es actuar sobre la causa del problema, sino sobre las consecuencias más visibles del mismo...», y añade: «Se han realizado varios estudios acerca del uso de fármacos en la ansiedad escénica frente al uso de terapia cognitiva (Clark, 1991). Los resultados a medio y largo plazo son espectacularmente mejores con la terapia cognitiva. Más aun, el uso de fármacos y terapia cognitiva combinados no supera los resultados del uso de terapia cognitiva de forma aislada».

La automedicación no es la solución. Cada uno de los capítulos de este libro da respuesta a las anteriores preguntas y contribuye a que el artista pueda reducir su ansiedad hasta un mínimo deseable.

La dieta

El propósito de este apartado no es hablar de la nutrición en general, sino dar unas pautas dietéticas que favorezcan el rendimiento óptimo del artista antes, durante y después de la actuación tanto físicamente como psicológicamente.

> Una dieta equilibrada y adecuada a la actividad del artista ayuda a reducir la ansiedad y favorece la seguridad sobre el escenario.

La dieta y el ejercicio físico contribuyen a un mayor control del trac. Cada vez son más las investigaciones que revelan una relación entre los alimentos y nuestro estado anímico.

Unos malos hábitos alimentarios antes de la actuación harán que el cerebro del artista no rinda al cien por cien, bajando su concentración, bien porque el cerebro está ocupado en los procesos de digestión, bien porque los nutrientes administrados a través de la comida no han sido los más adecuados para llevar a cabo un trabajo físico y mental intenso.

Una mala alimentación pre/post actuación nos puede jugar una mala pasada.

He visto lapsus de memoria, problemas de concentración, falta de precisión, malestar general, mareos, aumento de la ansiedad e incluso imposibilidad de poder empezar una actuación debido a una dieta incorrecta.

El cerebro requiere oxígeno y energía de forma continuada; por ello, el aporte de glucosa es imprescindible para su correcto funcionamiento. Pero también necesita otros nutrientes, especialmente proteínas y antioxidantes, entre los que destaca la vitamina E, que evita el deterioro prematuro de las neuronas.

Una de las funciones de las proteínas es elaborar neurotransmisores que se encargan de transmitir los impulsos nerviosos.

Una dieta baja en proteínas causa:

- Deterioro y envejecimiento físico e intelectual.
- Pérdida de masa muscular.
- Problemas óseos.
- Fallos de memoria, falta de concentración y dificultad de aprendizaje.

Además, debemos recordar que la contracción del músculo (presente en toda actividad artística) utiliza como combustible los nutrientes.

Por todo ello, es importante que el artista sepa cuáles son los nutrientes necesarios y los alimentos que los aportan. Esto le permitirá:

1. Programar una alimentación correcta.
2. Corregir la falta o el exceso de determinadas sustancias.
3. Adaptar la dieta a las sesiones/tiempo de estudio semanales y al número de actuaciones para recuperarse lo antes posible.
4. Optimizar su rendimiento y reducir su ansiedad.

Con todo, el artista debe saber que una alimentación equilibrada durante toda la temporada es más importante que las adaptaciones de última hora. La última comida influirá en los resultados de la actuación, pero nunca podrá remediar un estado carencial debido a una mala alimentación.

La dieta que es buena para la salud también lo es para el rendimiento artístico durante todo el año.

Importancia de la dieta mediterránea

Una de las mejores dietas equilibradas de las que disponemos es la dieta mediterránea:

- Es completa en su composición, con inclusión diaria de todos los nutrientes y en la cantidad mínima necesaria.
- Se puede adaptar a las características individuales del artista.
- Mejora el rendimiento físico e intelectual.
- Mantiene el estado de salud y el bienestar emocional.
- Tiene componentes no nutritivos bioactivos, antioxidantes y anticancerígenos.

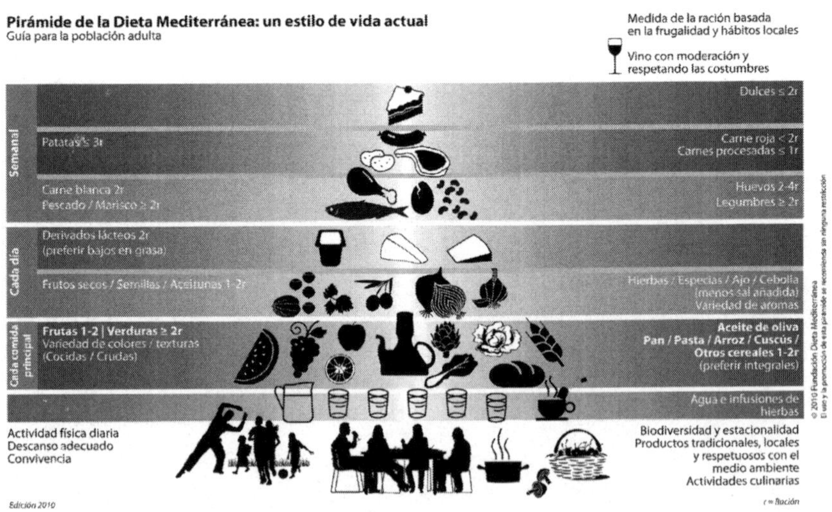

Fig. 10. Pirámide tradicional de la dieta mediterránea donde se establecen orientaciones sobre la composición de una dieta saludable y equilibrada.

Como podemos observar en la pirámide:

1. Las comidas principales no pueden prescindir de tres elementos básicos:

   Cereales: preferiblemente integrales, ya que algunos nutrientes y la fibra se pierden con el procesado.

   Verduras y hortalizas: la variedad de colores y texturas aporta diversidad de antioxidantes y de sustancias protectoras: las crudas presentan la ventaja adicional de la mayor disponibilidad de algunos nutrientes sin pérdidas por procesos culinarios (especialmente ácido fólico y vitamina C). Son ricas en sales minerales (magnesio, potasio, hierro, calcio...).

   Frutas: de dos a tres raciones al día.
2. Se debe garantizar el aporte diario de entre 2 y 2,5 litros de líquido, proviniendo un 20-25% de los alimentos (frutas, verduras, leche, huevo...) y un 75-80% de las bebidas, en forma de agua principalmente:
   - El agua es esencial para que los demás nutrientes puedan realizar sus funciones de forma correcta, y es fundamental para el buen funcionamiento de nuestros sentidos (oído, vista...).
   - El agua evita la deshidratación celular y regula la temperatura corporal.
   - La deshidratación es una de las principales causas de fatiga, somnolencia, dolor de cabeza e irritabilidad.
3. Productos lácteos: preferiblemente en forma de yogur y quesos bajos en grasa.
4. Aceite de oliva: debería ser la principal fuente de grasa por su calidad nutricional. Es rico en sustancias antioxidantes (vitamina E, esteroles, terpenos, provitamina A...). Mejora la absorción intestinal de varios nutrientes, entre ellos, el calcio, y favorece la motilidad del intestino grueso (mejora el estreñimiento).
5. Los frutos secos y las semillas: son una buena fuente de grasas saludables (ácidos grasos mono y poliinsaturados), proteínas, vitaminas, minerales y fibra.
6. El pescado, la carne magra y el huevo: son fuentes de proteína de alta calidad de origen animal. Son ricos en ácido fólico, vitamina B12, vitamina B1 y B2 (huevo), niacina, vitamina A y vitamina D.

7. Las legumbres: son los alimentos de origen vegetal que aportan mayor cantidad de proteína:
   - Son tan ricas en proteína como las carnes y, además, se trata de un tipo de proteína vegetal libre de grasa y de colesterol.
   - Para aumentar su valor biológico deben consumirse junto a otros alimentos ricos en otras proteínas vegetales, por ejemplo: lentejas con arroz, con cereales...
   - Aportan magnesio, fósforo, zinc, hierro y vitaminas E y B. Son ricas en potasio y bajas en sodio.
8. Los dulces, el azúcar, los caramelos, los pasteles, la bollería, los zumos de fruta azucarados y los refrescos azucarados se deberían consumir en pequeñas cantidades y sólo de vez en cuando.
9. Los alimentos de temporada, frescos y mínimamente procesados, contienen más nutrientes y sustancias protectoras.
10. Consumo moderado de vino.
11. La práctica regular de actividad física moderada (un mínimo de 30 minutos al día) proporciona grandes beneficios para la salud.
12. Descansar adecuadamente forma parte de un estilo de vida saludable y equilibrado y mejora los procesos de aprendizaje y memoria.

Todas las **vitaminas** que forman parte de los alimentos nombrados anteriormente son importantes para el artista porque:

- Son imprescindibles para poder transformar y utilizar la energía que proviene de los alimentos.
- Son indispensables para el crecimiento y el mantenimiento de la salud ósea.
- Son necesarias para la síntesis de hemoglobina (transporte de oxígeno) y para la función inmunológica (prevención de enfermedades).
- Son potentes antioxidantes: protegen los tejidos de los radicales libres (daño oxidativo).
- Son necesarias para reparar el músculo después de la actuación.

Nutrientes que mejoran el estado emocional

De los nutrientes nombrados a continuación, tan solo vamos a describir aquellas propiedades relacionadas con la mejora del rendimiento físico y del estado emocional del artista.

Tirosina: es un aminoácido precursor de importantes neurotransmisores como la dopamina y la adrenalina. La dopamina actúa como un activador central. La motivación (estado anímico) y el reconocimiento de los sucesos que nos producen sensación de recompensa están relacionados con la dopamina. Potencia la concentración mental y el rendimiento muscular.

Alimentos ricos en tirosina son: legumbres, arroz integral, cereales integrales, manzana, aguacate, zanahoria, espinacas, acelgas, pepino, berro, almendra, huevo, leche y derivados, pescado azul, carnes blancas.

Triptófano: es un aminoácido esencial (el organismo no lo puede sintetizar, debe obtenerse por medio de la dieta) precursor del neurotransmisor serotonina. La serotonina regula el sueño y desempeña un papel fundamental en el estado anímico y en la conducta emocional del artista. Niveles bajos de serotonina están asociados con la ansiedad.

Alimentos ricos en triptófano son: arroz integral, cebada, trigo, pan, pastas, legumbres (guisantes, soja), patata, hortalizas (col, calabaza), frutos secos, cacao (chocolate), semillas de girasol y sésamo, espinacas, ruca, fresa, mango, plátano, huevo, leche y derivados, pescado azul, jamón y carne de ave.

Lecitina: fosfolípido que facilita la digestión, interviene en el transporte de las grasas por la sangre y forma parte de las membranas celulares y del tejido nervioso. Protege órganos y arterias de la acumulación de grasas. Facilita la absorción de la vitamina B y la vitamina A. Mejora el funcionamiento del cerebro: importante en la formación y mantenimiento de los neurotransmisores cerebrales. Mejora los procesos de aprendizaje, potencia la memoria y la actividad mental. Mejora el estrés y el agotamiento físico y mental.

Alimentos ricos en lecitina son: legumbres, lecitina de soja, yema de huevo, germen de trigo, sésamo, cacahuetes, chocolate.

Vitamina B1 (tiamina): interviene en el funcionamiento del sistema nervioso y muscular. Interviene en el metabolismo cerebral. Su déficit provoca: debilidad muscular, neuritis, insomnio, pérdida de apetito, irritabilidad, dificultad de concentración e inestabilidad emocional.

Alimentos ricos en tiamina son: legumbres (garbanzos, lentejas, judías blancas, habas, soja...), cereales integrales, germen de trigo, alga espirulina, frutos secos, plátano, patata, huevo, hígado, carnes rojas, pescados. Dosis diaria recomendada: 1,1 mg en mujeres y 1,5 mg en hombres.

Magnesio: favorece la actividad de la vitamina D y la absorción del calcio. Necesario para la contracción muscular. Necesario para la formación y el mantenimiento de los cartílagos. El estrés físico e intelectual causa una importante pérdida de magnesio (época de crecimiento, enfermedades, trabajo, actuaciones, conciertos, recitales...). Su déficit provoca: espasmos, contracturas musculares y rampas.

Alimentos ricos en magnesio son: legumbres, cereales integrales (avena), cacao, soja, alga espirulina, frutos secos (pipas, almendras, cacahuetes, nueces, piñones), verduras, perejil, gambas, plátano, aguacate.

Potasio: participa en la contracción muscular y la transmisión del impulso nervioso. Su déficit provoca: cansancio, dolor muscular y debilidad cardíaca.

Alimentos ricos en potasio son: hortalizas (brócoli, berenjena, coliflor, remolacha), perejil, frutas (plátano, Kiwi y frutas con hueso), legumbres, frutos secos, germen de trigo, patata, cacao y lechuga. El cacao también contiene feniletilamina, una sustancia con efectos psicoestimulantes y antidepresivos. La lechuga también contiene ácido fólico y lactucerina, a la que se le atribuyen efectos calmantes sobre el sistema nervioso. Una ensalada como acompañamiento puede ser una buena opción para ayudar a conciliar el sueño la noche antes de la actuación.

Polen: rico en aminoácidos esenciales y proteínas de fácil asimilación. Rico en carotenos (provitamina A), vitaminas del complejo B y ácido fólico. Rico en minerales y oligoelementos. Tonifica las funciones intelectuales.

Ácidos grasos omega-3: son ácidos grasos esenciales (el organismo no los puede sintetizar, deben obtenerse por medio de la dieta). Imprescindibles para el buen desarrollo del cerebro. Regulan la respuesta al estrés. El organismo los utiliza para elaborar productos con efecto antiinflamatorio. Alimentos ricos en omega-3 son: pescado azul, nueces, canónigos, semillas de chía, lino y calabaza. Los canónigos también son ricos en yodo y pertenecen a la familia de la valeriana, que actúa como relajante.

Sólo hemos nombrado algunos, pero son muchos los nutrientes y no nutrientes que pueden ayudar al artista en momentos puntuales de su carrera profesional mejorando no sólo su estado físico, sino también su estado anímico y emocional. Animamos al lector a profundizar en ello.

Consejos dietéticos pre y post actuación

Para finalizar este apartado vamos a hablar de los consejos dietéticos pre y post actuación que ayudarán al artista a mejorar su rendimiento y a reducir su ansiedad.

No obstante, debemos tener presente las diferencias específicas entre profesionales (músicos, cantantes, bailarines, actores...); por ello, si es preciso, habrá que adaptar la dieta a cada caso en particular.

Comida preactuación: la dieta condiciona una respuesta hormonal diferente según la cantidad, composición o momento de ingerir el alimento y esta respuesta hormonal influirá en el rendimiento durante la actuación.

La duración de la fase digestiva varía según el individuo y la dieta (de 2 a 6 horas o más); la tensión emocional y la ansiedad pueden prolongar el tiempo de la digestión. Por ello, es aconsejable realizar la última comida 2-3 horas antes de la actuación, para que el estómago esté relativamente vacío.

Debe aportar: hidratos de carbono complejos, de absorción lenta, para llenar los depósitos de glucógeno en hígado y músculo y asegurar una glucemia normal, sobre todo si la actuación va a durar más de 90 minutos. De este modo, evitaremos el decaimiento y la pérdida de memoria.

Alimentos ricos en hidratos de carbono complejos son: pasta integral, arroz integral, patatas, pan integral, hortalizas de raíz, cereales integrales, legumbres, verduras, leche y derivados.

Debe ser baja en grasas (alargan el tiempo de digestión). Hay que minimizar el contenido en fibra (no verduras flatulentas). No tomar frutas ácidas ni especias (ardor de estómago). Vitaminas y minerales en cantidad variable. Evitar grandes cantidades de proteínas (aumentan la eliminación de agua a través de los riñones). No cargas elevadas de azúcar (hidratos de carbono simples): retrasan el vaciamiento gástrico y pueden provocar malestar, nauseas y descenso de la glucosa en sangre por efecto de la insulina. Evitar el alcohol: tiene efecto diurético (incrementa la eliminación del agua corporal) y puede provocar deshidratación; la deshidratación causa trastornos gastrointestinales: diarrea, náuseas, vómitos, flatulencia, calambres...; buena hidratación (agua), sobre todo si la temperatura es elevada: cuando la actividad supere los 60 minutos, podemos añadir un 6-8% de hidratos de carbono de rápida asimilación; por ejemplo, un zumo de fruta diluido en agua. Vigilar con la cafeína, pues puede provocar acidez y pesadez de estómago debido a la pepsina y al ácido clorhídrico segregados por el estómago; una ingesta moderada equivale a un consumo de dos o tres tazas de café diarias, que aportan entre 200 y 300 mg de cafeína, cantidad que tiene una acción positiva consistente en tonificar el organismo, aliviar la fatiga, retrasar el cansancio y favorecer las funciones intelectuales); una ingesta elevada, dosis superiores a 300 mg, generan cuadros de ansiedad, insomnio e irritabilidad intestinal; además, tiene efecto diurético y puede provocar deshidratación; una ingesta preactuación de entre 50 y 150 mg de cafeína genera un efecto estimulante sobre el sistema nervioso con sensaciones agradables del estado de ánimo y ligero aumento del grado de atención; una taza de café expreso aporta, según la variedad del grano y el volumen final preciso, unos 30-50 mg de cafeína; una taza de café largo de 150 cc aporta un promedio de 100 mg.

Ejemplo de comida preactuación: ensalada de pasta o arroz integral + 30 g de pechuga de pavo (o pollo o tofu) con patatas hervidas y zanahoria (podemos sustituir el pavo por pescado o huevo) + agua o infusión relajante + fruta (no ácida) o yogur bajo en grasa; puede acompañarse de pan integral. Si la actuación es al final de la tarde: tomar un tentempié, por ejemplo: galletas con germen de trigo o una barrita *muesli*. Si la actuación tiene lugar antes de la comida principal, es importante tomar un desayuno completo que sea rico en hidratos de carbono de absorción lenta y bajo en grasas y que proporcione una parte importante de la cantidad diaria recomendada de proteínas, calcio, hierro, fibra y vitamina C.

Ejemplos de desayunos completos son:

- Bebida de avena o arroz + 2 rebanadas de pan integral con tomate y aceite de oliva virgen + un puñado pequeño de frutos secos + infusión relajante.
- Un bol de copos de avena con leche semidesnatada (o yogur) + una pieza de fruta + infusión de té verde.

Un desayuno rico en hidratos de carbono refinados (bollería) provoca una rápida respuesta insulínica y la aparición de hipoglucemia a media mañana.

> La hipoglucemia puede causar ansiedad al artista debido a la reducción de la glucosa en sangre y al aumento compensatorio en la producción de adrenalina.

Hay artistas que comentan no poder desayunar nada cuando la actuación es a primera hora de la mañana: «Es que no me entra nada…». En tal caso es mejor no forzar. Recomendamos realizar una cena correcta (véase el siguiente apartado: «Comida postactuación») y por la mañana tomar algún *tentempié* ligero, a veces en forma líquida se toleran mejor. Por ejemplo: un batido de frutas con un par de galletas sencillas.

Importancia de la hidratación. ¿Por qué es necesario beber durante la actuación o los ensayos? La energía almacenada en forma de glúcidos (hidratos de carbono) y grasas se utiliza para generar trabajo muscular, produciéndose también calor. Si el calor no se eliminara, la temperatura aumentaría 1° C cada 3-5 minutos, con la consecuente claudicación muscular.

El calor se elimina a través del sudor que se produce por evaporación del agua que circula en los vasos cercanos a la piel. Esta pérdida provoca un desequilibrio en el agua corporal: la deshidratación. De aquí la importancia de una buena hidratación.

El volumen de sudor necesario para mantener la temperatura corporal estable varía de un artista a otro y también con las condiciones ambientales, así como la hidratación necesaria. Las mujeres, por ejemplo, tienen una baja tasa de sudoración y de pérdida de electrolitos debido a que los estrógenos y la progesterona contribuyen a la retención hídrica.

Es aconsejable no tomar bebidas con gas para evitar flatulencias y no tomar bebidas excesivamente dulces, porque retrasan el vaciado gástrico y la absorción del agua.

Asimismo, es importante evitar bebidas con elevado contenido en cafeína o alcohol, ya que estimulan la diuresis y potencian la deshidratación.

Comida postactuación: la comida postactuación variará dependiendo de cuál haya sido la intensidad y duración del evento y de si, a la mañana siguiente, el artista tiene o no una nueva actuación. En cualquier caso hay que tener en cuenta lo siguiente:

1. Volver a llenar las reservas de glucógeno en hígado y músculo: dieta sólida rica en hidratos de carbono complejos de absorción lenta y baja en grasas (las grasas saturadas y el exceso de colesterol son grandes enemigos del cerebro).
2. También debe aportar:
    - Agua (hidratación).
    - Vitaminas y minerales (sobre todo magnesio).
    - Proteínas: ayudan a reparar los tejidos y, por tanto, favorecen la recuperación del músculo.
    - Fibra: imprescindible para la limpieza del aparato digestivo, facilitando así la absorción de nuevos alimentos.

3. Compartida con alguien ayuda a relajarnos y, además, actúa como un refuerzo positivo para la siguiente actuación.
4. Si a la mañana siguiente tenemos una nueva actuación y estamos un poco ansiosos, es importante recordar que el consumo excesivo de alimentos durante la cena es muy negativo para conciliar un sueño reparador.

   A este respecto, la especialista en dietética M. J. Rosselló expone: «La mejor mezcla dietética para que se desencadene la producción de serotonina (implicada en la conciliación del sueño) a nivel cerebral consiste en realizar una ingesta correcta de proteínas durante el día y confeccionar las cenas con una buena dosis de hidratos de carbono complejos, una pequeña cantidad de aceite de oliva y algún alimento rico en triptófano (aminoácido precursor de la serotonina). La práctica de ejercicio físico también tiene una acción directa en la correcta utilización del triptófano».

El ejercicio físico

Este apartado va dirigido sobre todo a cantantes, músicos y actores. L. Orozco y J. Solé (1996) comentan: «El primer hábito de vida saludable recomendable y casi imprescindible es realizar ejercicio físico moderado de forma regular».

¿Qué beneficios aporta el ejercicio físico al artista?:

1. Aumenta la densidad ósea. Hay que realizar ejercicio, ya que ayuda a mantener el calcio en los huesos.
2. Potencia el bienestar emocional. Mejor disposición psicológica y mayor control de la ansiedad durante la actuación; mayor autoestima; efecto antidepresivo.
3. El entrenamiento aeróbico o de resistencia incrementa el tamaño de las fibras musculares, el número de sus mitocondrias y la proporción de fibras del tipo IIa, resistentes a la fatiga.
4. El artista soporta mejor la demanda física que requieren sus actuaciones.
5. Reduce la tensión en el sistema nervioso autónomo (véase capítulo 3: «Cómo se manifiesta el trac»). Mientras hacemos

ejercicio la respiración, el ritmo cardíaco y la tensión arterial aumentan, pero después del ejercicio la respiración es más pausada y profunda y la frecuencia cardíaca y la tensión regresan a sus niveles normales. Esto nos hace sentir tranquilos y relajados.

6. Los ligamentos y los tendones desarrollan un incremento de la resistencia a la tensión y al fallo (tendones y ligamentos pierden su elasticidad a partir de los 30 años).
7. Ayuda a utilizar mejor las grasas como fuente energética, ahorrando así el glucógeno muscular.

Se recomiendan 30-60 minutos diarios (o un mínimo de tres días a la semana) de actividad física aeróbica de intensidad moderada y ejercicios orientados a mejorar el tono y la resistencia muscular, así como la coordinación y la flexibilidad

El trabajo del artista es repetitivo, prolongado y desequilibrado (ciertas zonas trabajan más que otras). La actividad artística y el deporte elegido deben ser complementarios:

- No poner en juego los mismos grupos musculares.
- Trabajar las zonas que no son habitualmente solicitadas (compensar desequilibrios).
- No dañar aquellas zonas (músculos, articulaciones, ligamentos…) que están sobrecargadas por el trabajo artístico.
- No realizar actividades que aumenten la masa muscular (músicos).
- Evitar deportes de contacto.
- El deporte practicado no debe ser fatigoso.
- Beber agua regularmente antes, durante y después del ejercicio.

Es preferible que el artista practique deportes completos que pongan en juego grandes grupos musculares y que favorezcan:

- La capacidad cardiorrespiratoria.
- La flexibilidad.
- La condición física: resistencia y fuerza.
- La condición motriz: coordinación, equilibrio, agilidad y potencia.

Trabajando la resistencia, el artista podrá mantener un esfuerzo de manera eficaz durante más tiempo y, trabajando la coordinación, podrá realizar movimientos controlados y sincronizados de forma segura.

- Protección física: evitar golpes, evitar sacudidas bruscas...
- Dieta mediterránea: reduce el estrés oxidativo del cuerpo → menos radicales libres.
- Ejercicio físico regular: aumenta el neurotransmisor BDNF implicado en las funciones cognitivas (aprendizaje y memoria) y en la resistencia a la degeneración neuronal.
- Juegos de agilidad mental: buscar nuevos retos, ejercitar la mente...
- Potenciar la conexión entre los dos hemisferios cerebrales: las artes.
- No al estrés crónico.
- No al tabaco: la nicotina tiene acción vasoconstrictora → atrofia neuronal.
- Sí a la motivación.
- Dormir el tiempo necesario: aquel que permita sentirse descansado y con energía.
- Estimular la conversación y las relaciones sociales.
- Controlar la presión arterial, el colesterol, el azúcar y el alcohol.

Graf. 7. Consejos para que el cerebro funcione bien.

Algunos de estos deportes pueden ser, por ejemplo: patinaje, *footing*, natación (vigilar el estilo según condiciones físicas y posibles lesiones), esquí de fondo, baile (no de competición), esgrima, elíptica...

Terapias corporales

El artista puede complementar el ejercicio físico con terapias corporales: método Meziérès, antigimnasia, método Aberastury, método Cos-Art, reeducación postural global, eutonía, método Alexander, método

Feldenkrais, bioenergética, Gestalt... u otras disciplinas basadas también en la asociación cuerpo-mente (psicofísicas): yoga, tai chi, pilates...

Las terapias corporales comparten:

- El cuerpo tiene un lenguaje propio.
- El cuerpo es el lugar donde residen las emociones.
- El cuerpo puede eliminar tensiones y sentir mayor bienestar.
- El cuerpo es un puente hacia la profundidad de la persona.
- El cuerpo posee una plasticidad que permite cambios que afectan a la personalidad.
- Existe una relación muy directa entre autoimagen corporal y autoestima.
- El cuerpo refleja lo psicológico, y lo psicológico se manifiesta en el cuerpo.

La terapia corporal combina, a través de diferentes técnicas terapéuticas, la exploración del cuerpo, la mente y las emociones, con el fin de mejorar el malestar físico y emocional.

Los objetivos de la terapia corporal son:

- Descubrir la relación que existe entre los patrones posturales del cuerpo y las tensiones y hábitos creados.
- Lograr cambios posturales y/o tónicos.
- Liberar al cuerpo de *corazas* y tensiones.
- Trabajar la autoconciencia corporal y el equilibrio.
- Aprender a respirar.
- Aprender a usar la mente para controlar el cuerpo.
- Potenciar la autoestima.
- Propiciar la expresión de las emociones (conectar los bloqueos musculares con emociones reprimidas).
- Desarrollar movimientos más flexibles, más creativos y eficientes.

Cada artista debe realizar la técnica corporal o disciplina psicofísica que sea más adecuada para él, según su manera de ser y de posicionarse en la vida. Sólo de esta manera la técnica realizada le aportará beneficios en su trabajo diario.

El error de algunas escuelas es ofrecer la misma técnica corporal para todos los alumnos sin tener en cuenta las diferencias individuales.

Todo artista debería:

- Tener una noción de las principales técnicas corporales para elegir aquella que mejor se adapta a él.
- Conocer ejercicios básicos que le permitan equilibrar su postura y mejorar su rendimiento.
- Trabajar conjuntamente con la fisioterapia y la posturología.

> ***No existe ninguna técnica corporal que funcione para todos los artistas. Cada artista debe conocerse a sí mismo y, partiendo de esta base, debe realizar la técnica que aporte más beneficios a su trabajo diario..., de esta manera mejorará su interpretación, su rendimiento y la manera como el artista afronta el trac... La audición interior se expresa en un cuerpo interior...***
> ***PHILIPPE CHAMAGNE***

Importancia de la inteligencia emocional en el control de la ansiedad

Antonio Damasio explica: «Las emociones son parte de un sistema automatizado que nos permite reaccionar ante el mundo, de una forma inmediata y sin necesidad de pensar, con el cual ya venimos dotados desde el nacimiento».

Las emociones provienen tanto de los mecanismos innatos del cerebro (emociones innatas: *alegría, ira, asco, miedo, sorpresa y tristeza)* como de los repertorios conductuales aprendidos a lo largo del tiempo (emociones sociales: *envidia, celos, culpa, vergüenza...)*

Los sentimientos son la evaluación consciente de una respuesta emocional (*estoy enfadado, me siento feliz, tengo ganas de llorar…*).

Todos podemos aprender, con las estrategias adecuadas, a relacionarnos de una manera saludable con las emociones. Y en este aprendizaje, las influencias sociales y culturales que recibimos desde la infancia desempeñan un importante papel.

Cuando reflexionamos sobre el porqué de nuestras decisiones: —No volveré a actuar en este teatro…—, observamos que éstas no son controladas por la emoción: miedo, pánico, tristeza…, sino por sus consecuencias, es decir, por el sentimiento que nos produjo esa experiencia: sentimiento de culpa, sentimiento de felicidad, sensación de fracaso, de no haber dado la talla, ganas de llorar…
M. DEZA

En 1990 Peter Salowey, psicólogo de la Universidad de Yale, introdujo el concepto de «inteligencia emocional». La función básica de la inteligencia emocional es la de canalizar y utilizar correctamente la información que nos proporcionan las emociones.

«Trabajar las emociones» ayuda a que el artista pueda entender mejor las reacciones que aparecen antes de subir a escena.

Un artista emocionalmente inteligente es aquel que:

- Tiene una actitud positiva.
- Sabe percibir bien las emociones, propias y ajenas (empatía).
- Es capaz de expresar, regular y controlar sus sentimientos y emociones, especialmente en situaciones de estrés.
- Tiene motivación, ilusión e interés.
- Tiene autoestima.
- Sabe dar y recibir.
- Es capaz de superar las dificultades y las frustraciones.
- Es capaz de integrar polaridades (sentimientos contradictorios).

Ya en 1983 Howard Gardner había saltado a la fama al esbozar siete formas distintas de inteligencia. Gardner propuso una inteligencia intrapersonal muy similar al concepto actual de inteligencia emocional. El punto central de esta inteligencia consiste en saber acceder a los propios sentimientos y ser capaz de utilizarlos como una herramienta para entender y guiar la conducta.

Así pues, el primer paso para afrontar el pánico escénico es exponernos a la situación ansiógena, y el segundo, observar, analizar y verbalizar nuestros sentimientos, reacciones y conductas.

Cuando el artista se expone a la situación ansiógena (actuar muchas veces ante el público), crea un hábito, y la habituación hace que gradualmente la respuesta de ansiedad vaya disminuyendo. Por otro lado, analizar y verbalizar sus sentimientos y conductas (trabajo emocional y terapia cognitiva-conductual) le permite cambiar el modo de percibir la realidad.

A. Damasio explica que, sin sentimientos, las decisiones que tomamos pueden no ser las que más nos convienen. El problema, pues, no son los sentimientos, sino que el artista sepa distinguirlos y gestionarlos de forma eficiente.

> ***Nuestro éxito personal y profesional en la vida depende más de la gestión de las emociones que de los contenidos académicos adquiridos en todo el proceso de educación...***
> ***P. Martínez***

Algunos artistas, ya desde pequeños, llevan muy bien las riendas de sus emociones y esto les permite afrontar el trac con éxito.

Sin duda alguna, saber diferenciar los estados emocionales de uno mismo (educación emocional, ya desde la infancia), tiene importantes implicaciones en el bienestar y es de gran ayuda en el control del pánico escénico.

Terapia cognitiva

Ante una situación de ansiedad escénica, el cuerpo confía en las respuestas emocionales, inconscientes, que se activan de manera inmediata y rápida (sistema límbico).

Pero existe una segunda fase de reacción emocional que proviene de las regiones superiores del córtex cerebral. Estas zonas son las que nos permiten ser conscientes de nuestras emociones.

Durante esta fase, nuestros pensamientos pueden trabajar para disminuir la reacción emocional.

La terapia cognitiva activa la corteza prefrontal, región del cerebro que se ocupa de casi todo lo que guarda relación con las decisiones y con el cambio de acción.

Cuanto más se excitan las neuronas de la corteza prefrontal, más calma obtienen las zonas del sistema límbico, en particular la amígdala que, como sabemos, participa de las emociones *negativas* (véase capítulo 2, apartado «El cerebro y el sistema límbico»).

Así pues, las estrategias cognitivas son un punto clave en el tratamiento del trac, ya que confieren la capacidad de regular y controlar nuestras emociones.

Los psicólogos Stanley Schachter y Jerome Singer demostraron en 1962 que los sentimientos se hallan asociados a lo que ocupa nuestra mente: «Quien quiera sentir, debe pensar».

No podrían existir emociones y sentimientos si no fuéramos capaces de interpretar una realidad: «No es la situación la que desencadena el miedo, sino cómo la valoramos». Por ejemplo, una cucaracha en la cocina nos puede provocar pánico; sin embargo, un biólogo podría incluso alegrarse de verla.

En la terapia cognitiva, el terapeuta justifica una y otra vez la veracidad de los pensamientos y/o conductas del artista:

- ¿Es relevante lo que los otros piensen de ti?
- ¿Es realmente grave un error en una actuación?
- ¿Los demás perciben tus síntomas de ansiedad como los percibes tú?
- ¿Las emociones que sientes cuando piensas esto son útiles para lograr tu objetivo?

- ¿Estás anticipando un hecho sin que todavía haya ocurrido?
- ¿Qué podrías pensar para que esta situación fuera favorable para ti?
- ¿Realmente te ayuda no mirar al público?
- ¿Por qué prefieres no hablar de la obra en la que has fallado?

De esta forma las regiones superiores del córtex cerebral toman conciencia de los sentimientos y conductas del artista, disminuyendo así su respuesta emocional excesiva.

Una de las técnicas más eficaces para cambiar una conducta cognitiva, un pensamiento, es la terapia racional emotiva (Albert Ellis).

La terapia racional emotiva es una forma de psicoterapia basada en el siguiente concepto: «No son las cosas o las situaciones lo que nos afecta, sino cómo nosotros las interpretamos».

Toda situación vivida por el artista será interpretada por él de una u otra manera (pensamiento), dando como resultado una emoción favorable o poco favorable.

Recuerdo el comentario de un alumno momentos antes de una audición (situación): «Ya sé que hemos repasado mucho esta obra en clase, pero estoy seguro de que cuando llegue el pasaje de las semicorcheas me equivocaré» (pensamiento), y acto seguido añadió: «Cada vez me estoy poniendo más nervioso, me tiemblan las manos» (emoción resultante del pensamiento anterior).

El objetivo de la terapia racional emotiva es, a través de la discusión cognitiva (reflexiones conscientes de una emoción, verbalizar los sentimientos), cambiar las ideas irracionales del artista por ideas racionales.

El artista, junto con el terapeuta, reflexionará, ya sea de forma oral o por escrito, sobre los pensamientos irracionales que tiene para llegar a un pensamiento racional alternativo que le ayude a pensar de una manera más positiva y realista.

Como señala el psicólogo Guillermo Dalia: «Una idea irracional es aquella que no se puede probar, es decir, que no es cierta, pero que además es inútil, no sirve para nada tenerla en nuestra cabeza, puesto que nos causa una emoción descontrolada y negativa y que se expresa en un lenguaje absolutista, demandante, con palabras extremas y dicotómicas».

Ideas irracionales en el artista

Crawford y Ellis proponen cuatro criterios de racionalidad que ayudarán al artista a poder distinguir entre las ideas irracionales y las racionales:

1. Criterio de objetividad: un pensamiento racional es objetivo, está basado en un hecho real, puede respaldarse por la evidencia. Un pensamiento irracional no está basado en un hecho real, es subjetivo y no se puede verificar.
2. Criterio de intensidad-duración: un pensamiento racional nos causa una emoción favorable o desfavorable pero que podemos controlar. Un pensamiento irracional nos causa una emoción que nos desborda, que no podemos controlar.
3. Criterio de utilidad: un pensamiento racional nos ayuda a conseguir un objetivo, a encontrar más fácilmente la solución a un problema. Un pensamiento irracional no nos sirve para conseguir nuestras metas.
4. Criterio formal: un pensamiento racional utiliza un lenguaje flexible: «Me gustaría, es posible, algunas veces...». Un pensamiento irracional utiliza un lenguaje absolutista, demandante «debería, seguro que, nunca, siempre, todo, jamás...».

Recuerdo un ejemplo claro de pensamiento irracional cuando la noche previa a la representación de una ópera en el conservatorio un alumno de canto le dijo a su profesora: «Después de lo que hemos ensayado, si mañana no nos sale perfecto ¡ya podemos tirar la toalla!».

Un pensamiento racional alternativo y útil para el alumno sería: «Puede ser que mañana cometamos algún error, pero debo darle la importancia que tiene, no más».

Como vemos en el ejemplo anterior, no se trata de no tener emociones «negativas», puesto que las emociones son vitales para nuestra actividad racional (la falta de emocionalidad es tan nociva para la razón como su exceso) y son muy útiles para la convivencia en sociedad (es un lenguaje no verbal universal), sino que se trata de que el artista aprenda a afrontar una situación sin que ésta le desborde o le descontrole.

La personalidad del artista

La educación recibida y el entorno social influyen directamente en el desarrollo de la personalidad.

Como veremos a continuación, el artista puede tener muchos tipos de pensamientos que, si se repiten en frecuencia y en intensidad, perjudican su rendimiento y acentúan su grado de ansiedad escénica.

El artista debe conocerse a sí mismo para saber cómo puede afrontar una situación concreta.

Ludwig Van Beethoven era consciente de su carácter amargo. En una de sus cartas comenta: «Perdonadme si me mantengo apartado cuando mi deseo es el de estar con todos vosotros...».

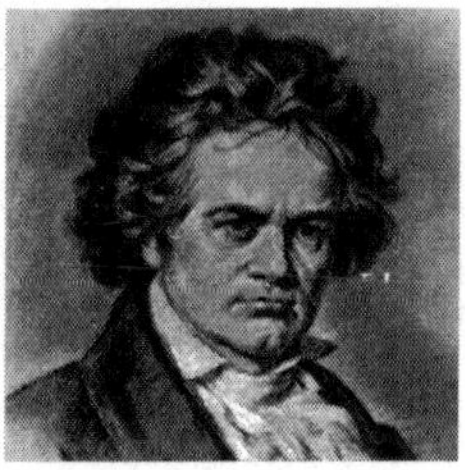

En una ocasión, Paganini, indignado con los silbidos del público dirigidos a la bailarina que compartía actuación con él, cuando salió a escena imitó con el violín el sonido de un asno y se lo dedicó a aquellos espectadores que habían silbado. Tuvo que salir corriendo del escenario, pero no se arrepintió en absoluto.

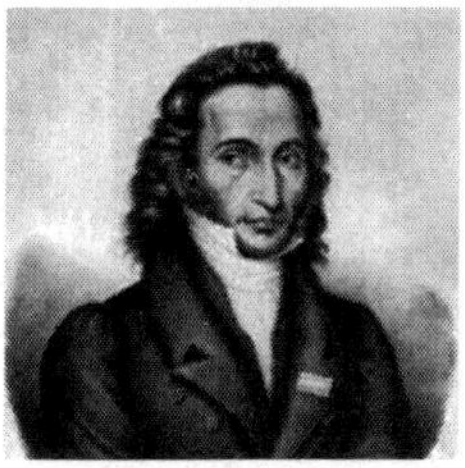

Todos hemos tenido alguna vez un pensamiento catastrófico, sobregeneralizado, culpabilizador, etc. Forma parte de nuestro ser, de nuestro *modus operandi*.

El problema aparece cuando alguno de estos pensamientos se repite constantemente, aumentando en intensidad y frecuencia, de tal manera que repercute seriamente en el bienestar personal y en la calidad de la actuación.

Es entonces cuando el artista debe analizar y valorar cognitivamente ese pensamiento (véase, en este mismo capítulo, el apartado «Ideas irracionales en el artista») para que no se convierta en un obstáculo que le impida disfrutar de sus actuaciones.

La ayuda de un psicólogo clínico, junto a la realización de alguna técnica de relajación (véase, en este capítulo, el apartado «Importancia de las técnicas de relajación»), puede ser muy beneficiosa para él.

La psicología clínica estudia las conductas y el comportamiento de las personas y aporta herramientas para cambiar aquellos pensamientos que provocan ansiedad y malestar emocional.

El terapeuta explora el círculo vicioso personal del artista en el que vive atascado desde hace años:

1. Cuando llega el día de la actuación se desencadenan, una y otra vez, los mismos pensamientos: «No seré capaz de articular palabra»; «notaran que estoy nervioso»...
2. A continuación aparece la ansiedad: palpitaciones, temblor, sudor, tensión corporal...
3. En cuanto el artista percibe su propio nerviosismo, ya no es capaz de pensar con claridad: lapsus de memoria, distracción, falta de concentración... Y se convence de que ha hecho el ridículo, de que su miedo estaba justificado y de que no sirve para ello.
4. La siguiente actuación vuelve a seguir el mismo esquema.
5. Por eso, el artista evita la puesta en escena, lo que le impide tener otras experiencias positivas.

Christine Gelitz, psicóloga, escribe: «El psicólogo clínico, junto con el artista, desarrolla un modelo que aclara cómo han surgido los problemas y por qué no ha logrado solucionarlos. Esto le ayudará a comprender mejor su propio miedo, a verse de otra forma y, a la larga, a abandonar sus expectativas negativas».

A continuación, proponemos al lector la realización del siguiente ejercicio práctico. Esta serie de ejercicios ayudan a que el artista tome conciencia de la intensidad y frecuencia con la que tiene un determinado pensamiento y de cómo este pensamiento repercute en su grado de ansiedad.

Ejercicios prácticos

Ejercicio 1

Puntuar del 1 al 5 la frecuencia con la que el artista tiene los siguientes pensamientos antes/durante/después de una actuación:

Nunca: 1
Pocas veces: 2
Bastantes veces: 3
Casi siempre:4
Siempre: 5

1.	«No puedo defraudar a los que esperan mucho de mí.»	1 2 3 4 5
2.	«Seguro que cuando llegue ese pasaje me equivocaré.»	1 2 3 4 5
3.	«Los que me conocen me han notado nervioso, me valoraran menos.»	1 2 3 4 5
4a.	«Mientras estoy en el escenario, el público está pendiente de mis errores.»	1 2 3 4 5
4b.	«Lo he hecho fatal, pensarán que no sirvo para esto.»	1 2 3 4 5
5a.	«No podré controlar los nervios en el escenario.»	1 2 3 4 5

5b.	«¿Y si me equivoco o me pierdo y no sé seguir?»	1 2 3 4 5
6a.	«Si no llego a ser un buen intérprete habré fracasado como artista.»	1 2 3 4 5
6b.	«Si no lo llevo perfecto mejor no actúo.»	1 2 3 4 5
7a.	«Si no lo hago mejor es por culpa de los que me rodean.»	1 2 3 4 5
7b.	«No entiendo por qué cometo errores, la culpa es mía.»	1 2 3 4 5

Ejercicio 2

Leer los siguientes tipos de pensamientos y, a continuación, observar, en el gráfico 8, con qué frase del ejercicio 1 se relaciona cada pensamiento:

Visión catastrófica: esperar el desastre. Anticipar mentalmente una serie de errores, dificultades, situaciones terribles, etc.

Sobregeneralización: sacar una conclusión general de un simple incidente. Si pasa algo malo en una ocasión, seguro que volverá a pasar la próxima vez.

Pensamiento polarizado: las cosas son blancas o negras, buenas o malas. No existe el término medio: «Si no puedo hacerlo perfecto, habré fracasado...».

Interpretación del pensamiento: sin hablarlo, sabe qué piensan los demás y por qué se comportan de un modo determinado. En concreto, es capaz de adivinar qué sienten los demás respecto a él. Preocupado por la opinión de los demás.

Personalización: piensa que todo lo que la gente hace o dice es una forma de reacción hacia él. Compararse constantemente con los demás.

Culpabilidad: afirmar que la mayoría de los problemas son por culpa de los demás, o bien, al contrario, culparse a sí mismo de los problemas propios o ajenos.

Falacia de control interno: se considera el responsable del sufrimiento o la felicidad de los que le rodean.

FALACIA DE CONTROL INTERNO:
«No puedo defraudar a los que esperan mucho de mí.»

SOBREGENERALIZACIÓN:
«Seguro que cuando llegue ese pasaje me equivocaré.»

PERSONALIZACIÓN:
«Han notado que estoy nervioso, me valorarán menos.»

INTERPRETACIÓN DEL PENSAMIENTO:
«Mientras estoy en el escenario el público está pendiente de mis errores...»
«Lo he hecho fatal, pensarán que no sirvo para esto.»

VISIÓN CATASTRÓFICA:
«Nunca podré...»; «Seguro que...»; «Y si...»

PENSAMIENTO POLARIZADO:
«Si no llego a ser un buen intérprete, habré fracasado como artista.»
«Si no lo llevo perfecto, mejor no actúo.»

CULPABILIDAD:
«La culpa es de...»

Graf. 8.

Ejercicio 3

A continuación, realizar un trabajo cognitivo: Aplicar los cuatro criterios de racionalidad (objetividad, intensidad, utilidad, formal) a las frases del Ejercicio 1 que han sido puntuadas de 3 a 5, para poder cambiar las ideas irracionales por un pensamiento más racional:

Veamos los siguientes ejemplos:

- Irracional (I): «Seguro que me equivoco» (sobregeneralización).
- Racional (R):
    - Es posible que me equivoque, pero debo darle la importancia que tiene, no más…
    - La mayoría nos equivocamos, no somos máquinas perfectas…
    - Un error nos enseña cómo solucionar ese error. Éste es el camino hacia la superación y el éxito…
- I: «*Debo* interpretar bien…»
- R:
    - *Me gusta* cuando interpreto bien…
    - Interpretar bien engloba muchas cosas: disfrutar, compartir experiencias, sentirme feliz con lo que hago y con mí mismo…
- I: «Tengo que *demostrar* lo que valgo…»
- R:
    - Voy a *mostrar* al público mi trabajo y mi pasión por el arte…
    - Cambiar las rígidas demandas: «tendría», «debería», «he de»… por necesidades o preferencias: «me gusta cuando», «preferiría que»… Esto nos ayuda a ser más flexibles y a obtener mejores resultados.

- I: «Me ha salido fatal...» (interpretación del pensamiento).
- R:

  - Un sólo error no representa la totalidad de la actuación.
  - No debo generalizar un error como un fracaso profesional.
  - Los errores me permiten avanzar en mi aprendizaje.
  - «Fatal» es un término absolutista, entre el blanco y el negro hay toda una gama de colores.
  - Saber hallar oportunidades en aquellas situaciones donde todo parece ir mal.

No me molesta un error cuando lo que se dice es interesante.
R. Wagner

- I: «El público está pendiente de mis errores...» (interpretación del pensamiento).
- R:

  - Cambiar el foco de atención: centrar la atención sobre mí mismo y sobre mi trabajo, y no sobre lo que puedan pensar u opinar los demás.
  - Escuchar los comentarios de los demás, pero no como un dogma, sino para mejorar y aprender de ellos.

- I: «Nunca lo haré tan bien como él...» (catastrófico).
- R:

  - «Nunca» es un término absolutista y poco objetivo.
  - Encontrar mi propio estilo y centrar la atención sobre mí mismo y sobre mi trabajo.
  - Invertir el tiempo en identificar y cultivar mis dones, capacidades artísticas, carencias y deseo de superación, y no en compararme con los demás.

- Cada artista es diferente, la igualdad pasa por el respeto a la diferencia.

- I: «No podré controlar los nervios...» (catastrófico)
- R:

  - Si pienso esto antes de empezar ya me estoy sugestionando y estoy esperando que ocurra.
  - No debo pensar en no ponerme nervioso, sino en que, poco a poco, estoy aprendiendo a afrontar con éxito el pánico escénico.
  - «¡Ponte nervioso, pero con mesura!»

Cuando un pensamiento de tipo catastrófico se repite con mucha frecuencia es importante aumentar la autoestima y provocar situaciones en las cuales el artista pueda conseguir pequeños pasos de manera exitosa (el éxito disminuye la ansiedad situacional).

- I: «He defraudado a mis padres, profesores, compañeros...» (falacia).
- R:

  - No puedo depender de que a los demás les guste o no, primero debe gustarme a mí.
  - «¿Realmente los he defraudado, o es una sensación mía?»

- I: «Si no llego a ser un buen intérprete...»; «Si no lo llevo perfecto...»; «No puedo cometer ningún fallo...» (pensamiento polarizado).
- R:

  - No puedo adivinar mi futuro, en lugar de vivir el presente.
  - Pensar en términos de todo o nada no me ayuda a avanzar en mi aprendizaje. Al contrario, aumenta mi frustración, no puedo hallar soluciones ni otras opciones,

no puedo reconocer los aspectos positivos de mis errores ni de los errores de los demás.

- Un sólo tipo de comportamiento no describe a la persona completa. Un acontecimiento no representa la totalidad de la situación.

El artista que busca el perfeccionismo absoluto sufre más trac. A veces este perfeccionismo se ha instaurado en él más por razones de tipo social que no personal. Tiene un nivel de exigencia muy elevado hacia sí mismo y hacia los demás y una mayor tendencia a analizar minuciosamente sus errores. Es muy crítico con su trabajo y su autoestima suele ser baja. Tiene una tendencia excesiva al control de sí mismo y le incomodan las circunstancias no previstas.

- I: «La culpa es de...» (culpabilidad).
- R:

  - Buscar culpables no me ayuda a alcanzar mis objetivos. Debo cambiar el origen de la causa, es decir, preguntarme qué ha pasado realmente...

El trabajo cognitivo no es una *fórmula mágica* que da resultados inmediatos.

Hay que hacer muchas discusiones y hacerlas a conciencia. No se trata de *recitar* una frase racional repetidas veces o, simplemente, cambiar una idea irracional por otra racional y ya está, sino de escribir, comentar y analizar el por qué de cada pensamiento irracional y trabajar, a su vez, la inteligencia intrapersonal, que es la que nos permite:

1. Aprender de los errores y de los éxitos.
2. Conocer las capacidades y los puntos débiles de uno mismo.
3. Saber expresar los sentimientos con precisión.
4. Cambiar el modo de percibir lo que nos pasa.

Terapia conductual

Como ya hemos dicho anteriormente, el primer paso para afrontar el pánico escénico es exponernos a la situación ansiógena.

En la terapia conductual, el artista evalúa todas aquellas situaciones que le provocan ansiedad y las ubica ordenándolas jerárquicamente de menor a mayor. Después, realiza diversas exposiciones a la situación que le provoca menos ansiedad, por ejemplo, interpretar una coreografía delante de personas que no entienden de baile, y toma conciencia (las anota si hace falta) de las conductas *erróneas* y de los posibles *escapes*.

«Los escapes son conductas o comportamientos que hace el artista buscando aliviar un posible malestar» (G. Dalia), por ejemplo:

- Ponerse detrás de un compañero para que se le vea menos.
- Decir que sufre una lesión antes de una prueba importante.
- Imaginar que no hay nadie en el auditorio.
- Llevar siempre encima algún tipo de prenda o amuleto.
- Parar de actuar cuando entra alguien durante el ensayo.
- No querer hablar de los fallos o errores cometidos.

Cuando después del *trabajo* conductual y de haber realizado varias coreografías «delante de personas que no entienden de baile», el artista indica que su percepción de ansiedad es baja (la ansiedad ha disminuido significativamente), se puede pasar a tratar la siguiente situación ansiógena, y así sucesivamente.

De este modo, el artista aprende a reconocer aquellas conductas que le causan ansiedad, para en un futuro poder substituirlas, de forma automática, por un nuevo aprendizaje.

Importancia de las técnicas de relajación

Los estímulos emocionales (miedo, ansiedad, pánico...) desencadenan cambios en nuestro cuerpo: empezamos a sudar, el corazón *se dispara*, aumenta la presión arterial, no podemos articular palabra... Las informaciones sobre estos cambios corporales son remitidas al cerebro, y el cerebro las almacena en forma de sentimientos subjetivos.

El artista se sirve de estas informaciones almacenadas sobre su propio estado de ánimo para predecir el efecto de futuros acontecimientos, es decir, cuando el artista sabe que se acerca una actuación, estas áreas cerebrales se activan antes incluso de sentir la ansiedad.

Ya hemos visto en el capítulo 2 que, ante una situación de ansiedad escénica, el cuerpo del artista entra en acción de manera no voluntaria (él no ha dado la orden). El dispositivo de alerta se dispara cuando no debería hacerlo y su cuerpo se prepara para un peligro irreal. Esta activación del cuerpo no le ayuda a poder actuar en buenas condiciones.

El problema aparece cuando el artista no sabe cómo dominar esta situación.

¿Tiemblo porqué tengo miedo, o tengo miedo porqué tiemblo?

Al cuerpo (sistema nervioso autónomo) le cuesta más *calmarse* que al cerebro. Las alteraciones producidas en el cuerpo después de recibir una emoción (miedo, ansiedad, angustia...) empujan a que el cerebro siga acelerado.

> Si el artista no es capaz de frenar esta situación, a partir de un cierto umbral, será el cuerpo quien mandará en las emociones.

La neurociencia ha demostrado que el sentimiento emocional de miedo en el cerebro no es fuerte si no existen en el cuerpo los síntomas de temblor, sudor, tensión, palpitaciones... Si somos capaces de atenuar los síntomas, *el cuerpo se calma* y esta información llega al cerebro. Es como si el cerebro dijera: «Esta situación debería provocarme ansiedad, pero "observo" mi cuerpo y lo veo relajado, tranquilo... así pues, no hay motivo por el que deba ponerme nervioso».

William James (psicólogo, 1842-1910) y Carl Lange (fisiólogo, 1834-1900) postularon que la emoción se produce como consecuencia de los cambios que tienen lugar en el organismo: «No lloro porque estoy triste, sino que estoy triste porque lloro»; «No tiemblo porqué tengo miedo, sino que tengo miedo porque tiemblo»...

Para Lange, el sentimiento es la lectura mental de lo que tiene lugar en el cuerpo. Sin esta vinculación, la emoción queda en algo etéreo.

De aquí la importancia de las técnicas de relajación como complemento imprescindible en el tratamiento del trac: si aprendemos a relajar nuestro cuerpo, también aprendemos a relajar nuestra mente.

Técnicas de relajación

Relajar significa aflojar. La práctica regular de técnicas de relajación permite:

1. *Calmar al cuerpo* y por lo tanto, atenuar el sentimiento de angustia y ansiedad en el cerebro.
2. Prevenir las reacciones del organismo al estrés y evitar sus efectos acumulativos.
3. Prevenir la tensión y el bloqueo mental.
4. Evitar la tensión muscular y articular durante la actuación.
5. Trabajar la automotivación y la autoconfianza.
6. Aumentar la autoestima.
7. Concentrarse en el trabajo y en los objetivos propuestos.
8. Mejorar la memoria. La tensión bloquea la capacidad de almacenar información provocando lapsus de memoria.

Cuando el artista tiene mayor control sobre su cuerpo también lo tiene sobre el escenario.

La ansiedad, los nervios, las dudas, los pensamientos irracionales... Todas estas emociones y sentimientos que tiene el artista los días previos o justo antes de una actuación se manifiestan en forma de tensión, y cada artista es diferente en su modo de expresarla. Por ejemplo, la tensión se puede exteriorizar:

- En forma de contracción muscular.
- En el sistema nervioso autónomo, provocando síntomas como palpitaciones, sudoración, manos frías, urgencia por ir al baño...
- En el plano emocional, causando preocupación excesiva, pensamientos irracionales y baja autoestima.

- De forma mental, causando falta de concentración, irritabilidad, bloqueo mental y pensamientos negativos.
- En el plano espiritual, causando carencia de objetivos, pérdida de motivación y falta de inspiración.

Además, según la personalidad y carácter del artista, éste preferirá una u otra técnica de relajación:

- Técnicas con un enfoque emocional.
- Técnicas con un enfoque más científico.
- Técnicas que utilizan el movimiento.
- Técnicas que utilizan instrucciones verbales.
- Técnicas que utilizan instrucciones verbales y movimiento.

Así pues, teniendo en cuenta estos dos aspectos, John R. Harvey propone descubrir el *nivel* o *niveles* en los que el artista padece más tensión (véase gráfico 9: «Niveles de tensión») y, partiendo de esta base, realizar la técnica de relajación que le resulte más beneficiosa y apropiada.

En los conservatorios, en las escuelas de arte, de danza, de teatro, de baile... no se debería enseñar una única técnica de relajación igual para todos los alumnos, pues cada uno manifiesta su tensión de forma diferente.

Los mejores resultados se obtienen cuando el artista escoge la técnica más apropiada según su *nivel* de tensión; no obstante, no debemos olvidar dos cosas:

1. Los cinco niveles de relajación se combinan, es decir, por ejemplo: una profunda relajación muscular calmará también el sistema nervioso autónomo y a la inversa.
2. La ansiedad del artista se manifiesta sobre todo en un nivel, pero también puede tener síntomas de otros niveles.

J. R. Harvey en su libro «Relajación total» nos presenta cinco técnicas de relajación para cada uno de los cinco niveles de tensión y expone: «La esencia de la relajación es dirigir la atención hacia el interior y crear conscientemente una relajación completa sin forzarla»; añade: «Cuan-

Nivel 1 TENSIÓN MUSCULAR	Nivel 2 TENSIÓN EN EL SNA	Nivel 3 TENSIÓN EMOCIONAL	Nivel 4 TENSIÓN MENTAL	Nivel 5 TENSIÓN ESPIRITUAL
Espasmos musculares Contracturas Dolor de cuello Lumbalgia Hombros tirantes Calambres en las piernas Dolor de cabeza Mandíbula apretada Rigidez corporal Rechinar los dientes Tics nerviosos Temblores	Indigestión Dolor abdominal Colon irritable Estreñimiento crónico Diarrea crónica Nudo en el estómago Urgencia para ir al baño Presión alta Palpitaciones Respiración lenta o rápida Migrañas Manos sudorosas Manos frías	Hostilidad Irritabilidad Tristeza Lágrima fácil Abatimiento Desesperación Ansiedad Explosión de mal genio Miedos Depresión Frustración Aversión	Distracción Falta de concentración Pensamientos molestos Pensamiento obsesivo Lapsus de memoria Preocupación Falta de ideas Falta de creatividad Agitación Confusión Inquietud Indecisión Mente atascada	Falta de sentido Falta de ilusión Poca motivación Falta de inspiración Carencia de objetivos Desconexión Depresión vaga Inseguridad Soledad Engaño Carencia de sueños Aburrimiento

Graf. 9. Niveles de tensión.

do podamos crear relajación en los cinco niveles de manera consciente, habremos alcanzado la relajación total».

Veamos a continuación los cinco niveles de tensión y las técnicas de relajación que más beneficios aportan al artista según cada nivel.

No explicaremos las técnicas de relajación en detalle, pero si las mencionamos para que el lector, si lo desea, pueda ampliar la información:

Tensión muscular → técnicas de relajación muscular

Si la ansiedad del artista se manifiesta sobre todo en forma de tensión muscular (nivel 1):

- El cuerpo pierde el equilibrio.
- Se limitan los movimientos y la flexibilidad.

- El sonido emitido es cerrado y rígido.
- Aparece dolor, sobrecarga muscular, tendinitis, contracturas...
- Los lapsus de memoria son frecuentes.

Las técnicas de relajación que más beneficios aportan al artista en este caso, son aquellas cuyo enfoque va dirigido a:

- Liberar la tensión corporal innecesaria.
- Liberar la rigidez y la contracción muscular excesiva y mantenida.
- Tomar conciencia de la cantidad de tensión que existe en los músculos, los ligamentos y otras partes de la articulación.
- Aprender a relajar cualquier músculo en cualquier momento y situación.
- Aprender a contraer y relajar los músculos de manera selectiva.
- Aprender a reconocer la información sensorial que proviene de los músculos y de otras zonas del cuerpo.

Ejemplos de estas técnicas son:

- Técnica Jacobson: aprender a tensar y relajar totalmente grupos específicos de músculos.
- Técnica de relajación diferencial: activar los músculos de un lado del cuerpo manteniendo relajados los del lado contrario.

Tensión en el sistema nervioso autónomo → técnicas de relajación autónoma

El sistema nervioso autónomo (SNA) es un sistema involuntario que se activa ante situaciones de ansiedad. Controla los órganos internos y regula el ritmo cardíaco, la presión sanguínea, la actividad digestiva y la respiración (véase capítulo 3: «Cómo se manifiesta el trac»).

Si la ansiedad del artista se manifiesta sobre todo en forma de una fuerte activación del sistema nervioso autónomo (nivel 2), éste siente palpitaciones, tiembla, suda, tiene la boca seca, las manos frías, irritabilidad intestinal, urgencia para ir al baño...

Las técnicas de relajación que más beneficios aportan al artista en este caso son aquellas cuyo enfoque va dirigido a:

- Aprender a regular el SNA a partir de directrices mentales, pensamientos, imágenes, sensaciones (frío-calor).
- Equilibrar el SNA a partir de la respiración.

Ejemplos de estas técnicas son:

- Respiración abdomino-diafragmática tranquila y regular, controlando de manera consciente los músculos abdominales: el tipo de respiración (rápida, entrecortada, larga, suave, torácica...) condiciona nuestro estado emocional.
- Técnica de visualización: el artista visualiza la actuación de la forma ideal que a él le gustaría que fuera, ocupando su mente con imágenes y sensaciones positivas y excluyendo los pensamientos negativos y estresantes. Esto genera en el artista un estado emocional tranquilo que restaura el equilibrio del SNA (véase, en este capítulo, el apartado: «Consejos para actuar ante el público»).
- Relajación autógena (método Schultz): partiendo de unas directrices que el artista va repitiendo varias veces en forma de frases: «miembros relajados y pesados»; «respiración pausada y tranquila»; «frente fría»; «calor corporal»..., se alcanza una relajación completa de cuerpo y mente.

Tensión emocional → técnicas de relajación emocional

Cuando el sentimiento de ansiedad, miedo, tristeza, frustración, irritabilidad... persiste días antes de la actuación o incluso varios días después de la actuación, se activa en exceso el sistema músculo-esquelético y el SNA y, por tanto, también aparece tensión en estos dos niveles. En este caso, utilizar técnicas de relajación del nivel 1 y del nivel 2 también aportará beneficios al artista.

El artista se encierra en el pasado (preocupación por lo que ya ha sucedido) y en el futuro (preocupación por lo que pueda pasar), pasando por alto lo que sucede en el presente.

Aparecen los pensamientos irracionales: «tendría», «debería», «he de», «horrible», «espantoso»... y se ven afectadas las relaciones con los demás, así como la motivación y la autoestima.

Si la ansiedad del artista se manifiesta sobre todo en forma de tensión emocional (nivel 3) las técnicas que más le pueden ayudar son todas aquellas que hemos tratado a fondo en este capítulo:

- Normas de salud emocional.
- Inteligencia emocional.
- Terapia cognitiva.
- Ideas irracionales.
- Personalidad del artista.
- Terapia conductual.

Tensión mental → técnicas de relajación mental

Si la ansiedad del artista se manifiesta sobre todo en forma de tensión mental (nivel 4):

- Su mente está dispersa, distraída y atascada.
- Cualquier ruido o movimiento le distrae o le irrita.
- Le resulta muy difícil concentrarse.
- No escucha lo que se le dice y pasa por alto información importante sobre la obra, el texto, el repertorio, la coreografía...
- Toma decisiones impulsivas y no piensa con claridad; por tanto, la creatividad se ve perjudicada.
- No descansa lo suficiente, ello repercute en el aprendizaje y la memoria.

Una mente atascada repite una y otra vez los mismos pensamientos negativos: «...esa actuación que no salió bien... no me la puedo quitar de la cabeza...». La actividad mental es tan intensa que al final del día su mente sigue preocupada con problemas y ansiedades y le resulta muy difícil conciliar el sueño: «...no paro de dar vueltas en la cama...».

Recuerdo el caso de una alumna muy musical y con una facilidad enorme para el piano, pero su *bloqueo* mental era tal que los avances en el instrumento eran lentos y costosos y, a menudo, su impulsividad le impedía alcanzar sus objetivos.

Las técnicas que más pueden ayudar al artista en este caso son todas aquellas cuyo enfoque va dirigido a aprender a relajar y liberar la mente:

- Técnicas de visualización y proyección.
- Técnicas de concentración.
- Técnicas de autocontrol.
- Técnicas de meditación.
- Técnicas corporales y psicocorporales (véase, en este mismo capítulo, el apartado «Terapias corporales»).

Tensión espiritual → trabajo intrapersonal

La tensión espiritual tiene mucho que ver con la inteligencia intrapersonal (véase, en este capítulo, el apartado «Importancia de la inteligencia emocional»).

Cuando el artista tiene tensión espiritual:

- Se le hace difícil creer en algo o en alguien.
- No encuentra sentido a lo que hace ni tampoco sabe qué dirección tomar.
- La ilusión por nuevos proyectos se desvanece y, a menudo, el interés egoísta y personal es lo único que le mueve.
- Tiene sensación de aislamiento, de abandono.
- Su capacidad de afrontar las dificultades se ve debilitada.

Las técnicas que más pueden beneficiar al artista en este caso, son todas aquellas cuyo enfoque va dirigido a:

- Conocerse y aceptarse.
- Dar sentido a la vida, a los proyectos, a las expectativas de futuro.
- Trabajar la ética, la moral y la confianza en uno mismo.
- Creer en las propias capacidades y sentirse autorrealizado.
- Progresar en el crecimiento personal y espiritual.
- Trabajar la empatía y la relación con los demás.
- Trabajar la automotivación y la autoestima.
- Aprender de los errores y de los éxitos.
- Aprender a superar las adversidades.

Las técnicas corporales y psicocorporales (véase el apartado «Terapias corporales»), así como las técnicas de meditación y contemplación, pueden ser de gran ayuda en este caso.

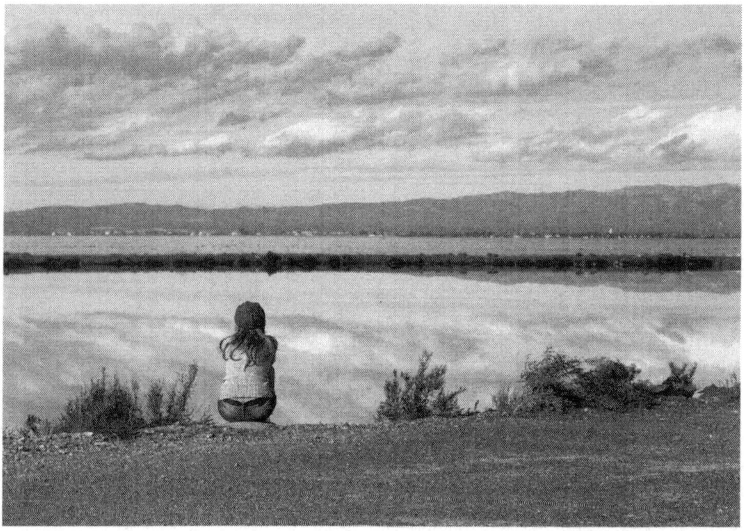

Foto: Ramón Monegal.

6

OTRAS TÉCNICAS

Mónica Velázquez Colominas (especialista en programación neurolingüística, kinesiología integrativa, biosinérgia, biomagnetismo y técnica EFT)

> ***La enfermedad es el esfuerzo que hace la Naturaleza para curar al hombre.***
> **CARL JUNG**

En ocasiones las técnicas habituales para superar el trac no funcionan porque las razones están más escondidas.

El trac es la respuesta inconsciente a un miedo irreal.

Nuestro cerebro emocional controla nuestro bienestar psicológico y una parte de la fisiología. Los desórdenes emocionales son consecuencia de disfunciones de este cerebro debido a experiencias pasadas vividas de forma dolorosa. Estas experiencias quedan grabadas en el cerebro emocional, no tienen relación con el presente y afectan a nuestra percepción de la realidad.

Para resolverlo hay que acceder al conflicto emocional que ocasiona el síntoma y buscar la técnica más conveniente para cada caso en particular. Esto se utiliza tanto para el trac como para cualquier otra dolencia o enfermedad, puesto que la mayoría de problemas físicos o emocionales se ocasionan por la falta de coherencia, una desconexión entre el consciente y el inconsciente.

El Dr. Hamer, médico internista y teólogo, nos dice que cada enfermedad se origina por una experiencia traumática inesperada.

Este estudioso descubrió que un tipo de conflicto tan imprevisible como un enfado, preocupación imprevista, una pérdida o separación inesperada, un insulto u ofensa vivida de forma abrupta y sin recursos para hacerle frente, no sólo se plasma en nuestra psique, sino también en el cerebro y en el órgano correspondiente de forma simultánea.

Cada parte del cerebro tiene una función determinada en el control del organismo. Además de controlar la respiración, el flujo sanguíneo y el movimiento, el cerebro permite pensar, controlar los sentimientos y formar opiniones.

Es importante entender que nuestro inconsciente siempre nos intenta proteger, pero desde un instinto biológico de supervivencia. Por ejemplo, si con tres años me gusta cantar pero me dicen que lo hago mal y yo lo vivo con tristeza o vergüenza extrema, en mi inconsciente queda el registro de que esa experiencia me causa dolor e intentará que no la repita. Cada vez que vaya a cantar se dispararán las señales de alarma antes mencionadas: palpitaciones, respiración acelerada y otros signos de estrés.

Nuestras experiencias vitales se guardan en el cerebro y crean creencias, conductas, valores y expectativas que marcan nuestra vida.

La influencia de los otros es importante para formar las creencias tanto de la opinión que tenemos de nosotros mismos, como del entorno y del mundo. Nos influyen los comentarios de los demás, sobre todo de los seres queridos, por eso es conveniente rodearse de gente que crea en nosotros. También se forman por las conclusiones inconscientes que sacamos de determinadas experiencias, y otras creencias son heredadas de padres a hijos. Estas creencias pueden ser muy limitantes y nos interesa descubrirlas porque están escondidas y porque vemos la realidad según ellas.

Si creo que no sirvo para tocar el piano, todos los *imputs* que me lleguen confirmarán esta creencia, porque en función de cómo uno se ve y ve el mundo, se comporta, y esto genera una actitud determinada en los otros.

Si pensamos que el profesor desacreditará nuestro trabajo tenemos muchas posibilidades de que eso ocurra.

Para el inconsciente no existe tiempo ni espacio, tampoco la noción de real e imaginario, por eso podemos utilizar la visualización para ensayar cuando no tenemos un piano a mano. También podemos usarla para acceder al pasado recordando la situación y superándola o viéndonos de otra manera, por ejemplo, tocando con seguridad frente al público.

Estos recursos los ofrece la técnica de la PNL. Su base es que el mapa no es el territorio; por eso, donde un artista ve una oportunidad de mostrar su talento otro puede ver un infierno.

El músico puede visualizarse con seguridad, valentía, tranquilidad (los recursos que necesite según el caso), y al imaginarse, viéndose y sintiéndose así, la ansiedad disminuye, ya que el cerebro tiene miedo a lo desconocido.

PNL

La PNL (programación neurolingüística) es el estudio de nuestros patrones mentales, que nos facilitan el conocimiento del proceso de codificación de la información y optimizan nuestra capacidad de comunicación.

A través de ella adquirimos conciencia del lenguaje y la importancia de su buen uso. Pone en nuestras manos el arte de elegir y de dirigir. Nos da la llave para comunicarnos de forma eficaz en nuestras relaciones personales, eliminando las barreras que nos impiden hacernos entender correctamente.

Nos descubre los «metaprogramas» bajo los que funcionamos inconscientemente y que hemos creado nosotros mismos en función de las circunstancias vividas. De esta forma, conseguimos romper las limitaciones autoimpuestas para así obtener el éxito en nuestros objetivos.

Las creencias que hemos ido elaborando a través de la interacción con los demás pueden limitarnos mucho. Conviene ser consciente de ellas, puesto que afectan a la consecución de objetivos. Por ejemplo: si creo que puedo disfrutar cantando en la ducha, pero no en público, me limita. Con este ejemplo vemos el peso de la mente sobre el cuerpo.

La autoestima, es decir, las creencias sobre nosotros mismos, nos afectan notoriamente. Cuando la autoestima es fuerte el trac disminuye.

Las emociones quedan «atrapadas» en situaciones y también en partes de nuestro cuerpo, sonidos, imágenes, movimientos... que nos afectan negativamente.

Con la técnica de liberación de emociones atrapadas, conseguimos deshacernos de ellas. El libro *El código de la emoción*, de Bradley Nelson, nos da detalles y ejemplos en abundancia. Se pueden liberar como él propone o bien con otras técnicas, pero la base es la misma.

Es importante que la persona sea consciente de adónde puede llegar. Hay que ver las razones por las que nos ponemos metas inalcanzables que disminuyen la autoestima, saber qué creencias nos llevan a marcarnos objetivos imposibles que refuerzan la idea de «es difícil», «lo hago mal», «no llego donde se espera de mí»...

En cualquier situación en la que nos encontremos conviene saber que hay unas ganancias secundarias que nos anclan.

Un libro interesante es *Creando a Matisse*, en el que la Dra. Nielsen nos explica cómo consiguió cambiar una situación drástica en su vida.

Plantearse cómo pasar a la acción respondiendo a la pregunta: ¿cómo lo voy a conseguir? obliga a la mente a buscar soluciones, acciones, porque para la mente, una pregunta nunca puede quedar sin responder.

A veces, por ansiedad, aparecen lesiones en el peor momento. Estas no son casuales, sino que responden a nuestras angustias. El inconsciente nos quiere proteger del supuesto peligro y la lesión nos libera de actuar. Es importante no actuar con dolor, puesto que es un indicador, una señal de la naturaleza que indica que hay que detener el movimiento. El cuerpo tiene sus razones.

Cada ser es único y necesita un tratamiento especializado porque las causas del trac varían según las vivencias personales. Compite al profesional descubrir el conflicto oculto en el inconsciente.

Kinesiología

Una técnica que permite acceder al inconsciente es la kinesiología.

La kinesiología integrativa entiende al ser humano como un sistema biológico abierto que experimenta retos que ha de solventar.

La primera parte de un test kinesiológico consiste en un pretest dónde se verifica que los hemisferios cerebrales trabajan coordinados, que la energía de los meridianos de acupuntura circula correctamente, etc. y luego se pasa al test del síntoma: la persona piensa en la situación y se busca en qué campo se encuentra la anomalía a través de una respuesta muscular.

Hay cuatro campos:

- Energético (meridianos, afectación de cicatrices…).
- Emocional (traumas, experiencias dolorosas...).
- Químico (sangre, hormonas, infecciones...).
- Estructural (alteraciones de la columna vertebral, contracturas...).

Con el mismo test muscular buscamos la respuesta más adecuada, ya que el inconsciente sabe cuál es la mejor solución.

EFT y PSYCH-K

Una técnica interesante es el EFT, siglas de Emotional Freedom Techniques (técnica de liberación emocional).

La EFT es una técnica de la psicología energética para la sanación y desarrollo personal, tan efectiva en resultados como simple y rápida de aprender y practicar. La mayoría de personas puede dominarla y emplearla en su vida diaria.

Es considerada una técnica multidisciplinar porque «funciona completa y permanentemente en más de un 95% de casos con problemas físicos, emocionales, mentales y espirituales. Y siempre consigue disminuir la carga emocional de sucesos negativos».

Con su revolucionario descubrimiento, el Dr. Callahan, en 1981, funda la TFT, siglas de Techniques Hought Field Therapy (terapia del campo del pensamiento), desarrollando protocolos de puntos a tratar con *tapping* (percusión con la yema de los dedos) para cada patología concreta. A Callahan se le considera el precursor de las técnicas de psicología energética.

Catorce años más tarde, en 1995, Gary Craig, ingeniero de sistemas (que nunca ejerció) y eterno buscador de soluciones funcionales a los conflictos humanos, pensó que una herramienta psicológica ha de ser práctica y científica, ha de tener sentido: «Si no funciona en el mundo real, no me interesa».

Siguiendo su pasión como entrenador en técnicas de realización personal, conoció y simplificó el trabajo de Callahan, y trató con *tapping* un simple grupo de «puntos principales comunes a todos nuestros sistemas orgánicos» que permiten restablecer la energía en los meridianos, independientemente del tipo de problemática emocional.

Dio nacimiento así al protocolo básico que él llamó *receta básica*, el cual permite aliviar y resolver cualquier asunto o bloqueo restituyendo fluido energético en los meridianos y desenganchando de éste, haciendo desaparecer, la sintomatología física asociada al problema emocional (www.emofree.com).

Otro método interesante para cambiar nuestras creencias subconscientes, es el PSYCH-K. En el libro *La biología de la creencia,* Bruce Lipton, nos recomienda este método.

Consiste en establecer una meta, definir la solución en forma de creencia potenciadora y reprogramarla en el subconsciente.

PSYCH-K® es una manera sencilla de re-escribir el «software» de tu mente para así cambiar la «impresión» de tu vida.
ROB WILLIAMS

7

LA POSTURA Y EL MIEDO

Ana Velázquez Colominas (fisioterapeuta y posturóloga, especialista en fisioterapia de las artes escénicas; directora del Centro de Prevención en Artes Escénicas)

> ***El cuerpo de un actor puede ser tanto su mejor amigo como su peor enemigo.***
> ***Marco Aurelio***

La frase anterior de Marco Aurelio bien puede extrapolarse a cualquier disciplina artística, no sólo a los actores, ya que cualquier artista escénico muestra su cuerpo ante el público. Es una situación que se repite con mucha frecuencia: el arte transcurre y sucede a través del cuerpo del artista para poder expresarse.

Son varias las disciplinas pedagógicas, artísticas, sanitarias y científicas que han investigado y difundido sus teorías en relación con los cambios posturales que se desarrollan de acuerdo con los diferentes estados anímicos del individuo. Así como también han sido motivo de estudio los diferentes cambios morfológicos y posturales que se adoptan al experimentar diferentes estímulos sensoriales.

Es un hecho evidente que el cuerpo reacciona a estímulos y sensaciones. No se adopta la misma actitud postural cuando se está alegre que cuando se está triste. ¿Qué ocurre con nuestro cuerpo cuando aparece el miedo? ¿Cómo se reacciona? ¿Apetece más estar con los brazos abiertos, la espalda recta, extrovertidos en general ocupando mucho espacio o, por el contrario, la actitud se parece más a la retracción y al empequeñecimiento? Entonces, ¿qué papel tienen el cuerpo, los músculos, las articulaciones y en general todo el sistema músculo-esquelético en este estado? Y más importante aun, ¿si trabajo esta actitud de cierre y retracción puede variar mi actitud?

Es curioso comprobar cómo se ha ido estudiando en diferentes países a través de distintas corrientes filosóficas, psicoanalistas y fisioterapéuticas una misma relación llegando a una muy parecida conclusión.

Eliminando los matices diferenciales de cada una de las creencias estudiadas se destaca la siguiente máxima común que las envuelve a todas:

> Cuando cambia la postura, cambia también la forma de pensar y relacionarse.

Se ha destacado en este apartado el trabajo de varios autores: W. Reich, A. Lowen, Mézières y GDS, para acabar en el trabajo corporal de investigación en teatro gestual de Chejov y Lecoq. Proponiéndolo, además de un tratamiento de conocimiento corporal, como parte de un tratamiento corporal que con su práctica, se llega a ganar seguridad en el escenario.

Aunque sean disciplinas distintas, nos sirven de ejemplo para desarrollar la misma idea común en todas ellas: la necesidad de realizar un trabajo corporal para llegar a un estado óptimo de salud mental. Al mismo tiempo, es importante tener en cuenta que un estado emocional permanente ligado a una determinada postura afecta a la libertad de movilidad y al rendimiento general del cuerpo, que resulta indispensable en los artistas.

Wilhelm Reich (Dubrozcynica, 1897-Lewisburg, 1957), psicoanalista austríaco y discípulo de S. Freud, creó la psicología del cuerpo, a la que llamó inicialmente vegetoterapia y posteriormente orgonomía. Proviene de la palabra *orgón*, que es el nombre que le da Reich a la libido como la energía vital del organismo. Esta energía queda estancada cuando la libido no se expresa fluidamente, ya sea a través de la creatividad o del orgasmo (en el caso del bebé, experimentar el placer).

Cuando esta energía no fluye, es cuando se da la enfermedad. Todo síntoma físico tiene una repercusión emocional-mental y viceversa.

Citando textualmente a Reich: «El ser humano es más que la palabra, que el símbolo o la imagen, es todo ello sustentado en el cuerpo, la postura y el movimiento». Por tanto, es necesario aprender el lenguaje del cuerpo para tener un buen equilibrio en la mente.

Cuando el individuo se afronta a lo que Reich cree que sólo existe, que son las tres emociones básicas (el miedo, la tristeza y la cólera), el cuerpo crea una coraza, una represión corporal por no poder expresarse. Afirma que el miedo que percibe el niño por no poder satisfacer sus necesidades de forma inmediata crea una coraza en el cuerpo que permanece en la edad adulta y es sostenida por espasmos crónicos de la musculatura, llamada «coraza muscular».

A partir del estudio de sus pacientes, hizo una clasificación sobre los tipos de carácter relacionándolos con las estructuras corporales. La coraza representa el carácter del YO, en el que, según en qué etapa del desarrollo como individuos se haya formado la coraza, Reich distingue cuatro tipos de caracteres (oral, anal, fálico y genital) y varias tipologías estructurales (esquizoide, oral, psicopático, masoquista y rígido). En todos los individuos existe una mezcla en el que sobresalen más unos rasgos que otros, ningún ser humano tiene un tipo de carácter puro.

Destacamos el tipo corporal y estructura de carácter en el que el miedo es la emoción central: el *esquizoide*. El cuerpo es muy delgado y alargado, pudiendo ser un obeso por falta de límites. En su infancia ha vivido el rechazo por parte de la madre o el padre. Permanece una desconexión entre los afectos y el cuerpo. La musculatura es tensa, presenta un corte energético en el diafragma. El rostro se parece al de una máscara.

El *oral*, donde presenta como característica general la sensación de vacío interno. El cuerpo delgado, musculatura subdesarrollada en piernas y brazos principalmente. El pecho está hundido y el abdomen hacía fuera.

El *psicopático* se caracteriza por la negación de los sentimientos, rechaza sus necesidades y las coloca en otros. Se destaca aquí como factor histórico predominante haberse encontrado en la situación de ser un niño utilizado por los padres seductores para resolver sus necesidades, negando las del hijo. Se puede encontrar aquí a niños que sufren de pánico escénico al salir a escena o relacionarse y expresar sus sentimientos y opiniones en público por un motivo de satisfacción de los padres, cuando en realidad son a ellos a los que les hubiera gustado trabajar en el mundo del arte. Físicamente se encuentra una alta carga en pecho y en brazos.

El *masoquista* pertenece a una persona que se queja, que parece sufrir y ser infeliz, pero que no hace nada para cambiar su situación. El cuerpo se manifiesta bajo, recio, alto de tono muscular, colapsado por falta de gracia y de movimiento. Tronco ancho y corto, pelvis rotada hacia delante, glúteos hacia dentro, hombros hacia delante, como si cargara peso en su espalda.

El *rígido*, no logra integrar sus sentimientos con su esquema mental y en consecuencia actúan fríamente. Aunque puede tener sentimientos, éstos no son expresados externamente. El cuerpo suele ser armonioso, bien proporcionado.

A través del trabajo de Reich, surgió la bioenergética de Alexander Lowen (Nueva York 1910-Connecticut, 2008), médico y psicoterapeuta, y John Pierrakos (Grecia, 1921-Nueva York, 2001). Esta terapia ayuda a la conexión con uno mismo cuando la relación con el propio cuerpo es fundamental. El cuerpo es la manifestación material de todo un proceso multidimensional. Lo importante en las experiencias humanas, según Lowen: «...es que cada individuo encuentre su expresión no sólo en la función mental-psíquica, sino también en el cuerpo, en la postura, en patrones de reacción e inhibición de la movilidad, respiración y expresión».

De la bioenergética, del trabajo de Reich y del Pathwork (conexión entre el ego y la conciencia universal; amor y espiritualidad), surgió el core energética del mismo J. Pierrakos. El objetivo del cual, en palabras del propio John: «...es alcanzar la profundidad de la esencia de una persona, ayudar a esa persona a abrirse, a transformarse... ¡a moverse!».

Yendo a unas terapias más físicas que se relacionan con el carácter, aparece el método de las cadenas musculares y articulares de GDS, es el nombre que recibe el trabajo que han desarrollado Goodelieve Denys Struyf y Philippe Campignion, fisioterapeutas. Observa y trata la postura del individuo, manteniéndose en la máxima que *el cuerpo adopta la postura y expresa donde la palabra no llega.* El músculo es la herramienta corporal de la emoción.

Mientras que Reich habla de corazas y músculos, en GDS se habla de liberar las cadenas de tensión miofascial.

Se ha saltado con este tratamiento un escalón al interpretar que no sólo un músculo actúa, sino que lo hacen en grupo, de manera simultánea y complementaria. Cuando hay una limitación de la movilidad en una zona también afecta a toda la cadena de la cual forma parte ese músculo. Estas cadenas se clasifican en seis arquetipos que conforman actitudes corporales muy distintas. Al observar el cuerpo desde este entendimiento se desarrolla una comprensión del ser humano, tanto del punto de vista biomecánico como de la psicomotricidad.

GDS determina que las diferentes morfologías estructurales formadas por las retracciones de las distintas cadenas musculares también poseen unos rasgos de carácter particulares para cada uno de ellos.

Las clasifica con predominancia del carácter en familias diferentes: anterior, posterior, anterior-lateral, posterior-lateral y anterior-posterior.

El miedo está escondido detrás de una cadena anterior y lateral acortada, perteneciente a una persona más tímida e introvertida.

Cuando el cuerpo adquiere una posición general más anterior, significa que la cadena de músculos que forman la parte anterior está más acortada. El sujeto adquiere una actitud de cierre de la zona pectoral. Al contrario ocurre cuando el acortamiento es en la zona posterior. También existen las cadenas cruzadas. Cuando son las interiores, el cuerpo parece replegarse sobre sí mismo. Hombros y rodillas tienden a buscarse y juntarse.

Tal y como describe Mézières, fisioterapeuta creadora del método que lleva su nombre, y pionera en el concepto de cadena muscular: «No nos vamos aplastando por la acción de la gravedad, sino por las acciones músculo-fasciales que se vuelven excesivas, tratando de luchar contra ellas». Por tanto, se encuentra en ésta técnica una explicación desde otro punto de vista en el que se da importancia a las retracciones musculares para acomodarse a una determinada situación.

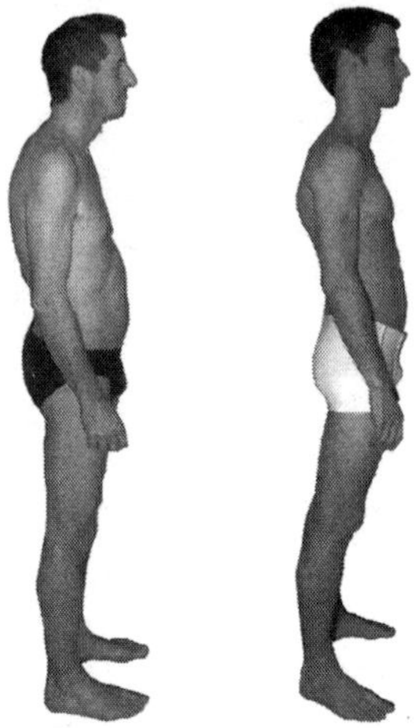

Fig. 11. Ejemplos de diferentes tipologías estructurales. A la izquierda, retracción anterior, perteneciente a una persona introvertida. A la derecha tendencia posterior, persona más extrovertida.

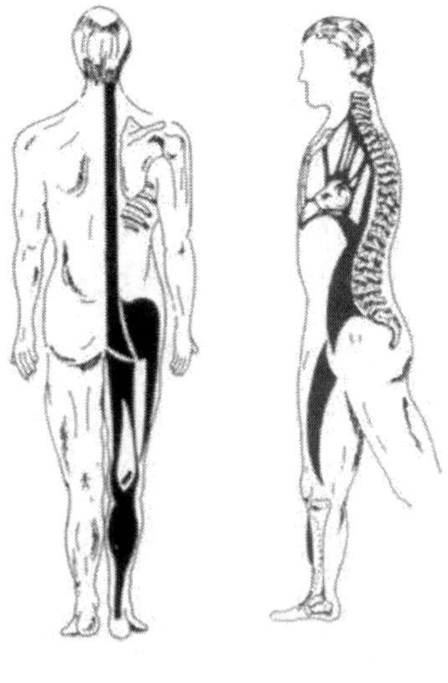

Fig. 12. Imagen que ilustra las dos principales cadenas musculares.

De esta técnica surgió otra, la RPG (reeducación postural global) de Philippe Shouchard, de características científicas semejantes, aunque ésta da la misma importancia a la parte anterior que a la posterior, mientras que Mézières se centra más en responsabilizar a la cadena anterior de los desajustes posturales. En este sentido, podemos decir que el miedo y la vergüenza «atacan» y encogen antes la parte anterior y la colocan en una actitud de cierre. Según los dibujos de Mézières, esto cuadra con una persona de cadena anterior cerrada, que también tendrá la característica de una respiración más superior, hombros adelantados o caídos hacía delante, interiorización de la cabeza con respecto a la verticalidad del cuerpo y zona media de la espalda con actitud cifótica marcada (excesiva curva media de la espalda prominente).

El miedo escénico actúa en retracción, hace retraer las cadenas de los músculos que conforman nuestro cuerpo. A partir del momento en el que un sujeto presenta tensiones en las cadenas musculares, ya sea en el plano visceral, neuromuscular o muscular, modifica automáticamente las tensiones y las presiones y, en consecuencia, su estática. Empieza a compensar su estructura general, buscando un cuerpo más cómodo de llevar. La rigidez de los músculos y articulaciones desgastan el sistema músculo-esquelético, limitan la postura y la expresividad. Una limitación en la postura, cuando ya el cuerpo se ha acomodado a una actitud postural, se relaciona también con una actitud emocional y mental.

¿Qué actitud postural predomina cuando hay pánico o miedo?

Como ya ha comentado la médica y profesora Anna Cester en el capítulo segundo, son varios los síntomas corporales que lo caracterizan. Resumimos aquí los que afectan directamente a la cadena anterior: retracción visceral, tensión de la musculatura de la fonación y vocalización.

En general hay una retracción generalizada de la musculatura y este aumento del tono muscular generalizado favorece la respiración superior o clavicular y la subida de los hombros.

A modo de conclusión se puede afirmar que son varias las técnicas y métodos que afirman que el cuerpo varía su postura al experimentar diferentes emociones. Y que tratando al cuerpo y liberándolo de las restricciones musculares o articulares creadas por un estímulo emocional concreto (que unos autores llaman corazas y otros acortamientos), se llega a trabajar y a liberar precisamente estas distintas emociones causantes del cambio postural, llevando al cuerpo a un mejor equilibrio de salud general.

También se ha desarrollado la idea de suponer que una emoción sometida de forma constante por un mismo sujeto, en este caso, el miedo escénico, se convierte en una característica del carácter. Es cuando el cuerpo adopta una actitud postural concreta.

Un ejemplo de predominancia de cadena anterior, con un cierre de la zona pectoral es una característica que según el concepto de cadena muscular coincide con personas más bien reservadas, tímidas y vergonzosas. Si se está expuesto a emociones como el miedo, ya sea al escénico, a hablar en público en clase o a hacerlo delante de extraños y expresar las propias opiniones, etc., este sentimiento constante en el niño durante la fase de crecimiento, desencadena una actitud postural. La

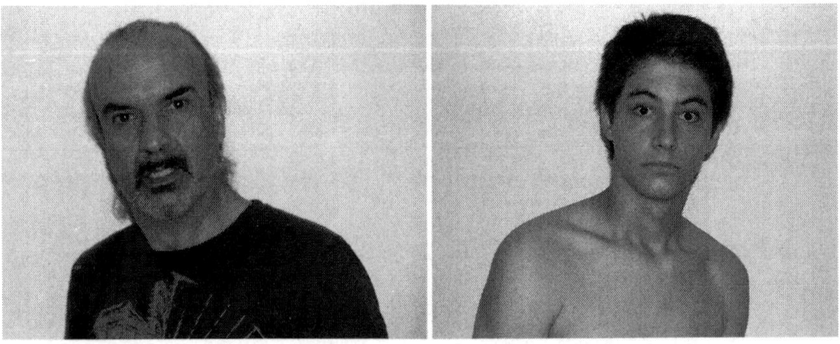

Fig. 13. Actores sintiendo miedo:

- Aumenta la tensión generalizada de toda la musculatura del cuerpo, sobre todo de la mandíbula y la cabeza, quedando más rígidos la nuca y el cuello.
- Se bloquea la respiración, que pasa a ser muy superficial, sobrecargando la zona posterior y anterior del cuello.
- El elevado tono muscular en la zona anterior y cervical es uno de los factores de riesgo más importantes de lesión de las cuerdas vocales y sus consecuentes problemas de disfonía.

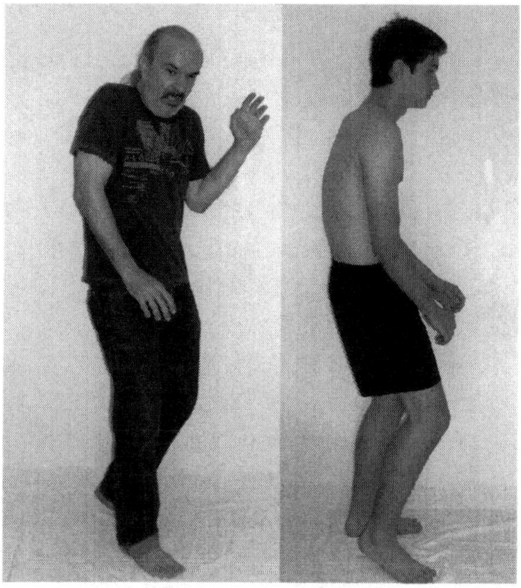

Fig. 14. Dos actores representando el miedo.

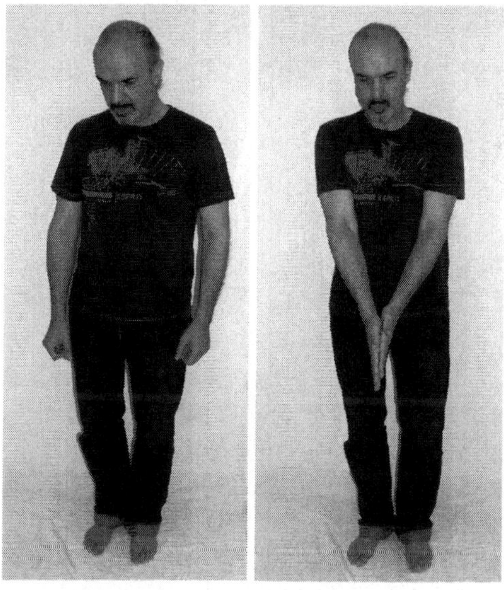

Fig. 15. Actor experimentado disimulando el miedo antes de salir a escena.

estructura muscular puede habituarse a ello quedando organizada como una estructura de carácter, al mismo tiempo que se transforma la morfología estructural.

¿Existe un tratamiento postural que nos modifique la estructura corporal y, en consecuencia, trabaje sobre nuestro estado emocional?

Sí. Las terapias corporales. Hay muchísimas. Cualquier cambio postural que se dé en el cuerpo puede afectar a nuestra emoción. Si este cambio es permanente, se llega a modificar la conducta corporal y, con ella, la emoción que hay detrás. No significa con esto que trabajando el cuerpo se arregle todo, ni mucho menos. Ya se ha comentado que cada caso es distinto y hay que estudiar la etiología concreta del trac.

Aunque siempre va a ser recomendable hacer un trabajo postural paralelo para que los cambios emocionales que se generan a partir de la terapia emocional se establezcan en nuestro morfotipo y puedan integrarse en nuestros actos motores.

Nos centraremos en mencionar una de las terapias que con más frecuencia utiliza el fisioterapeuta: la terapia manual (manipulaciones, movilizaciones, estiramientos activos y pasivos) conjuntamente con las cadenas musculares.

Estas técnicas corporales son las mismas que se utilizan para ofrecer un tratamiento de reeducación corporal al paciente. A la existencia de una retracción de una cadena muscular, es el fisioterapeuta el que evalúa y analiza en globalidad el cuerpo del paciente y propone una tabla de posturas, ejercicios y estiramientos acordes con su retracción.

Trabajando de forma global la cadena muscular retraída se hace mayor hincapié en solucionar el problema de una manera más completa. Al contrario es cuando sólo se trabajan los músculos afectados con tensión o dolor, como puede ser el caso de la zona superior (cervicales) o inferior (lumbares) de la columna vertebral al haber pasado por una situación de estrés, miedo o ansiedad.

Sabiendo de antemano que el tono muscular general del cuerpo va a elevarse, hay que avanzarse a los posibles acontecimientos. Esto se puede hacer si ya se ha observado el cuerpo y se ha diagnosticado qué cadena muscular es la que predomina. La forma de trabajar consiste en colocar el cuerpo en una posición muy concreta para que toda la cadena muscular se extienda. Se enseña al paciente a realizar «autoestiramientos» y a autorregularse el tono muscular. Con ejercicios de concentración, visualización, estiramiento de la lengua y de los músculos suboccipitales (localizados por debajo del hueso occipital, entre éste y la primera vértebra de la columna vertebral), trapecios, pectorales, brazos, abandono de la tensión del maxilar, etc.

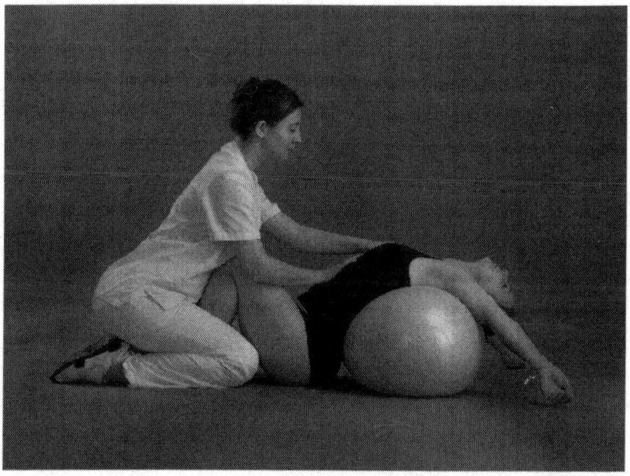

Fig. 16. Fisioterapeuta tratando la cadena anterior de un bailarín.

A través de la terapia manual se puede estirar también la musculatura del pecho y el diafragma, una de las más afectadas en el proceso de pánico.

La mano del terapeuta sobre la zona pectoral, corazón y plexo solar del paciente crea un estímulo agradable de sosiego, que, acompañado de un ligero masaje realizado por manos expertas, afloja y distiende la musculatura retraída. Estos ejercicios se aprenden a realizar y se practican días antes de las actuaciones y de acostarse. Ayudan a descansar mejor.

Una de las zonas más importantes a evaluar es la tensión de la mandíbula. Es frecuente encontrarse con casos en los que la tensión de la musculatura suboccipital profunda (la de la nuca) ha activado por simpatía la de la cara, concretamente la de la zona mandibular.

Existen ejercicios de estiramiento de la musculatura masticatoria que se pueden realizar de forma activa o pasiva. Se enseña al paciente a disminuir la tensión de la zona más afectada.

Aparte el fisioterapeuta también trabaja con detenimiento manualmente, eliminando tensiones de la lengua, el paladar y las cervicales. Al liberar esta zona de tensión, el cuerpo se percibe mucho más libre. Este trabajo manual sirve para afrontar con mejores condiciones la siguiente actuación, al mismo tiempo que se ofrece la posibilidad de percibir el cuerpo de una forma en la que el tono muscular es el óptimo. De este modo, el artista es mucho más consciente de cuando éste se empieza a elevar y puede controlar su estructura corporal de una forma más directa.

¿Hay diferencias en los tipos de tratamiento corporal según sea la disciplina artística desarrollada?

Según se ha explicado con antelación, los estudios revelan que los músicos son los artistas más afectados por trac. Podríamos suponer, al comparar los estudios formativos, que durante sus largos años educativos son los que menos horas de educación corporal reciben. En consecuencia se puede plantear la idea de que esta característica podría tener algo que ver.

Por este motivo, en este apartado queremos destacar la importancia del trabajo corporal en la educación artística.

Una parte del cerebro es la que controla los gestos (conducta expresiva), y es la que hace cambiar el timbre de la voz, la rigidez del cuerpo, la tensión de la cara y el maxilar.

En las disciplinas de música, danza y el arte dramático, y las artes escénicas en general, lo más importante es mantener un cuerpo libre y sin tensiones. Es evidente que un instrumento sonará mejor cuanto más libre esté el intérprete; sin embargo, parece ser que esta máxima de ejecución no ha llegado todavía a la mayoría de los conservatorios de música en forma de trabajo corporal, ya que no reconocen como indispensable trabajar la cara y el cuerpo del músico.

Esperemos que con inyecciones de entusiasmo, como las que proponemos con nuestra labor, cada vez haya más conciencia de un trabajo más coordinado, con menos horas de estudio teórico, para mejorar la calidad y la concentración en clase.

Creemos profundamente que este grado de calidad musical se puede conseguir aumentando las horas de escucha corporal, que de forma indirecta mejorarán el rendimiento global del pequeño artista. Estará más contento, liberado, centrado, predispuesto y conectado con todo su cuerpo. El arte fluirá con más sencillez y diversión.

En la danza clásica se trabaja mucho con el cuerpo; así pues, es de una exigencia extrema poder ejecutar los movimientos con una elegancia y sensación de libertad constante que han de transmitirse al público y crear una atmósfera de belleza continua.

En otros tipos de danza, aunque el gesto no es tan exigente en sus curvas, direcciones, flexibilidad, simetría, formas o puntas, si se realiza en un instituto de danza también se reciben clases de anatomía, y el contacto y la comunicación con el cuerpo serán siempre mayores que en el conservatorio de música.

Los actores no pueden expresar correctamente las emociones y sensaciones de sus personajes cuando el cuerpo está tenso. Los artistas de cine, que tanto proyectan con su cara, todavía menos.

> En cuanto a la ansiedad en escena, tanto si ha llegado como si no, para evitarla o para mejorar el estado emocional es básico el trabajo escénico-corporal.

El trabajo teatral. Teatro gestual

> ***Puedo tomar cualquier espacio vacío y llamarlo escenario desnudo. Un hombre camina por este espacio vacío mientras otro lo observa, y esto es todo lo que se necesita para realizar un acto teatral. El teatro no tiene categorías, trata de la vida. El teatro es vida.***
>
> ***PETER BROOK***

Múltiples técnicas teatrales nos convidan a realizar ejercicios que suponen un avance en encontrarnos con nosotros mismos y en definitiva en expandir desde lo más profundo de nuestro ser nuestro arte.

El trabajo teatral corporal consigue a través de su práctica:

- Aumentar la concentración.
- Mayor capacidad comunicativa.
- Mayor memoria cinestésica.
- Mayor trabajo mental (a través de la imaginación).
- Práctica y destreza en escena.
- Improvisación.
- Capacidad aeróbica.
- Manejo de las emociones y las sensaciones.

Para ello vamos a recoger de forma muy resumida la gran labor pedagógica de dos autores muy influyentes en el trabajo corporal: Michael Chejov y Jacques Lecoq.

M. Chejov (San Petersburgo 1891-Beverly Hills, 1955), actor legendario y pedagogo original. Trabajó intensamente en la irradiación personal, la imaginación, la plasticidad verbal, la atmósfera escénica y el gesto psicológico. Herramientas artísticas de inmensa eficacia para desarrollarse en el escenario, sacar emociones a través del cuerpo, experimentar y abrir las más sutiles energías humanas en el escenario.

Chejov recogió de Rudolf Steiner (1861, Donji Krakuevecm Imperio austríaco, hoy Croacia-1925, Suiza), filósofo austríaco, erudito literario, educador, artista, autor teatral y pensador social y esoterista, la *euritmia*.

Se conoce como euritmia al hecho de moverse de modo armonioso y buscando la belleza. Es el arte del movimiento que hace visible en el espacio y a través del movimiento corporal aquello que en el interior del ser humano transcurre por medio de la palabra y de la música.

Como quiera que su movimiento no es meramente coreográfico o subjetivo sino que es expresión de una realidad suprasensible objetiva que subyace en los miembros del ser humano, la euritmia puede ejercer efectos terapéuticos. Por eso se ha desarrollado no sólo como arte para los escenarios, sino también como terapia artística, y ha encontrado su lugar en la medicina y en la escuela.

Para ejercitarse en este arte, existen ejercicios de tipo coreográfico que pueden servir para expresar los tres aspectos del alma: pensamiento, sentimiento y voluntad.

Chejov es el creador del gesto psicológico y el entrenamiento psicofísico como base de su técnica teatral.

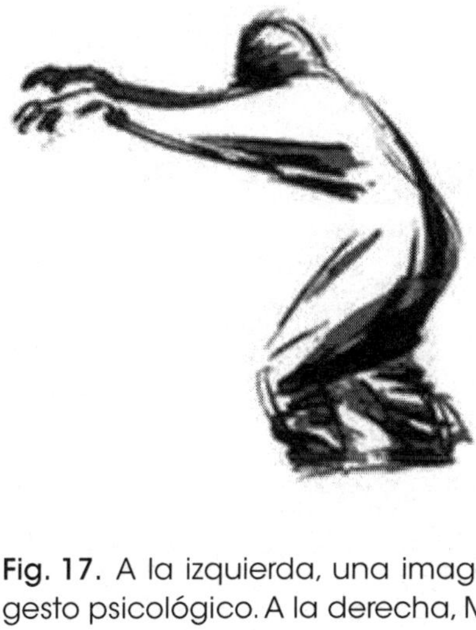

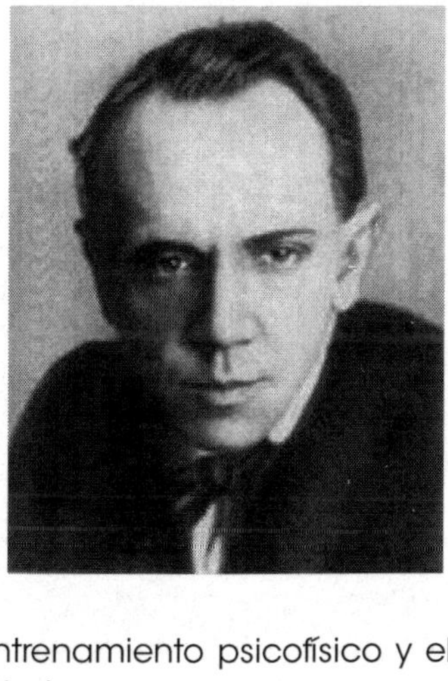

Fig. 17. A la izquierda, una imagen del entrenamiento psicofísico y el gesto psicológico. A la derecha, Michael Chejov.

Con tal de trabajar la seguridad en escena, podemos tomar a las palabras de Chejov: «En el trabajo del gesto psicológico, se utiliza el cuerpo entero y el gesto se ejecuta con la máxima intensidad, proporcionando la estructura básica del personaje, al mismo tiempo que sitúa al actor en los distintos estados de ánimo exigidos por el texto. Debe ser sensible a la forma de su propio cuerpo, así como a su propio movimiento a través del espacio. El actor moldea formas corporales cuando se despierta este sentimiento, se mejora la capacidad para influir sobre su cuerpo de las formas más expresivas posibles... A partir de la toma de conciencia de la belleza interior del ser, se pueden impregnar todas sus expresiones, movimientos y caracterizaciones. Cuanto más pueda un actor estimular y entrenar su imaginación y su fantasía, mayor será su poder para comunicar la profundidad y el significado del personaje».

Estas palabras de Chejov, que transmiten parte de la esencia de su trabajo básico de enseñanza, se pueden aplicar para que el artista se desenvuelva con mayor seguridad en el escenario.

No es objeto de este libro explicar ejercicios concretos teatrales, sino dar a conocer las técnicas que pueden ayudar a mejorar la condición de angustia y miedo a través del cuerpo, como explica este capítulo.

Jaques Lecoq (París, 1921-1999). Llegó al teatro a través del deporte. Fundó y dirigió en París su Escuela Internacional de Teatro hasta su muerte, un centro de referencia internacional de pedagogía teatral.

Trabajó fuertemente con la máscara neutra y la comedia del arte.

La palabra es una urgencia del cuerpo.
JAQUES LECOQ

En palabras de Lecoq, «la máscara neutra acrecienta esencialmente la presencia del actor en el espacio que lo circunda. Lo sitúa en un estado de descubrimiento, de apertura, de disponibilidad para recibir».

También defiende el trabajo del mimo cuando expresa: «Mimar es un acto fundamental, el acto primigenio de la creación dramática, para el actor, para la escritura y para la actuación ... poder dar la ilusión de cualquier cosa ... es un acto de la infancia, el niño mima el mundo para

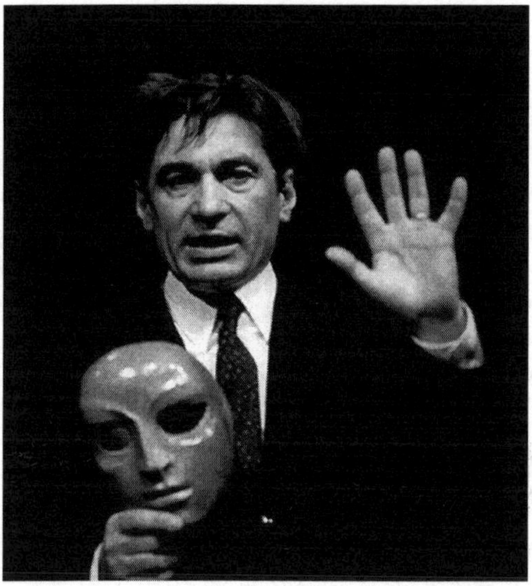

Fig. 18. Jaques Lecoq y su máscara neutra realizada por Amleto Sartori.

reconocerlo y prepararse para vivirlo. El mimismo es la búsqueda de la dinámica interna del sentido. Mimar permite redescubrir "la cosa" de una manera más fresca, es un conocimiento».

«La cosa» bien puede ser la seguridad, el confort, el movimiento, investigar sobre sensaciones, el espacio, el comportamiento, los diferentes tipos de gestos que se pueden realizar en según qué situaciones, etc.

Al trabajar los diferentes personajes de la comedia del arte, se integran distintas posturas, movimientos con los comportamientos que caracterizan al personaje. Es un trabajo muy interesante para ir soltando esquemas corporales. Cada personaje tiene un ritmo, un movimiento, una necesidad, un objetivo de vida que le hacen desplazarse por el espacio de una manera distinta. Esta labor sirve en la actualidad de base a muchos actores para realizar un trabajo profundo de cuerpo.

El trabajo actoral no tiene edad de inicio ni de fin.

Siempre será aconsejable, en cualquier etapa del crecimiento o de la fase adulta, trabajar y desarrollar el cuerpo, nuestro cuerpo. Este habitáculo que debemos adorar, querer y aprender a comunicarnos y expresarnos con él. Sabiendo su lenguaje estamos más cerca de poder expre-

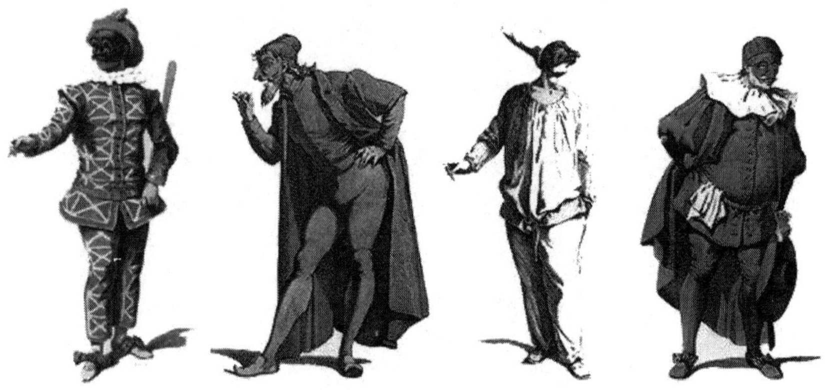

Fig. 19. Personajes de la Comedia del Arte.

sar lo que siente, liberándolo de las llamadas corazas o tensiones, retracciones, acortamientos y restricciones.

> La libertad de nuestra expresión delante del arte, sea el que sea, merece un tiempo de estudio con la finalidad de ganar calidad artística para el resto de la vida.

Consideraciones finales

A lo largo de estas páginas hemos ofrecido conocimientos y recursos, hemos aprendido y comprendido muchas cosas, pero la más importante de ellas es que no existe una solución única para afrontar el trac con éxito.

Debemos utilizar estrategias complementarias que harán que el trac sea favorable para el artista, agudizando su talento y mejorando la interpretación escénica.

Cuantos más recursos conozca y ponga en práctica, mejores serán los resultados obtenidos.

Las metodologías de enseñanza utilizadas, el trabajo postural y corporal, la educación familiar y social recibida ya desde la infancia y cómo afronta el artista su experiencia de aprendizaje (trabajo intrapersonal e interpersonal) son puntos clave en la prevención del miedo escénico.

Esperamos que con la lectura de este libro haya encontrado respuesta a alguna de sus dudas y aumentado sus expectativas de éxito, pues nuestro mayor deseo es poder ver al artista feliz, ¡disfrutando en el escenario!

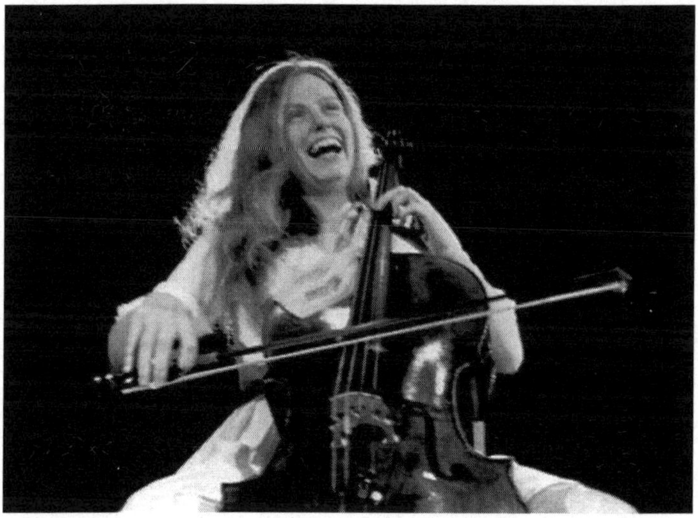

Fig. 20. Jacqueline Du Pré y su amor al violoncelo.

BIBLIOGRAFÍA GENERAL

Arcier, A. F., *Le Trac: le comprendre pour mieux l'apprivoiser,* Alexitere, 1998.

Catret, A., *¿Emocionalmente inteligentes?*, Palabra, Madrid, 2001.

Clark, D. B., «The assessment and treatment of performance anxiety in musicians», *Am. J. Psychiatry*, n.º148, pp. 598-605, 1991.

Dalia, G.: *Cómo superar la ansiedad escénica en músicos*, Mundimúsica, Madrid, 2004.

Deschausseés, M., *El intérprete y la música,* Rialp, Madrid, 1996.

Deza, M., *Tu cerebro lo es todo*, Plataforma, Barcelona, 2012.

Goleman, H.: *Inteligencia emocional*, Kairós, Barcelona,1996.

Grewal, D., y Salovey, P., «Inteligencia emocional», *Mente y cerebro*, n.º16, 2006.

Harvey, J. R., *Relajación total*, Oniro, Barcelona, 2001.

Hülshoff, T., «*Sentimientos de irritación y agresividad*», *Mente y cerebro*, n.º 2, 2003.

Lambert, K., y Lilienfeld, S., «Borones mentales», *Mente y cerebro*, n.º 34, 2009.

Lantieri, L., *Inteligencia emocional infantil y juvenil*, Aguilar, Barcelona, 2009.

Lodes, H., *Aprende a respirar*, RBA, Barcelona, 2008.

Manresa, M. A., *La actuación musical*, Boileau, Barcelona, 2006.

Maus, I., «Control de las emociones», *Mente y cerebro*, n.º 19, 2006.

Newen, A., y Zinck, A., «Somos lo que sentimos», *Mente y cerebro*, n.º 34, 2009.

Nieto, A., *La clase colectiva de piano*, Boileau, Barcelona, 2003.

Orozco, L., y Solé, J., *Tecnopatías del músico,* Aritza, Barcelona, 1996.

Panisello, J. M.ª, *Mitos y verdades en torno a la alimentación*, Glosa, Barcelona, 2008.

Rosset, J., y Odam,G., *El cuerpo del músico*, Paidotribo, Barcelona, 2010.

Rosselló, M. J., *La importancia de comer sano y saludable*, Debolsillo, Barcelona, 2007.

Rubia, F.J., *¿Que sabes de tu cerebro?*, Booket, Madrid, 2012.

Singer, T., y Kraft, U., «Empatía», *Mente y cerebro* n.º11, 2005.

Steptoe, A., «The relationship between tension and the quality of musical performance», *Journal of the International Society for the Study of Tension in Performance*, n.º1, pp. 12-22, 1983.

Weinberg, R. S., y Hunt, V. V., «The interrelationships betwen anxiety, motor performance and electromyography», *Journal of motor Behavior*, n.º8, pp. 219-224, 1976.

Williams, M. H., *Nutrición para la salud, la condición física y el deporte*, Paidotribo, Barcelona, 2002.

BIBLIOGRAFÍA DEL CAPÍTULO 7

Brook, P., *La puerta abierta. Reflexiones sobre la interpretación y el teatro*, Alba, Barcelona, 2010.

Campignion, P., y Denys-Struyf, G., *Cadenas musculares y articulares. Nociones de base*. Denys-Struyf, G., *El Manual del Mexierista*, dos tomos, Paidotribo, 2008.

Chejov, M., *Sobre la técnica de la actuación*, Alba, Barcelona, 2008.

Lecoq, J., *El cuerpo poético*, Alba, Barcelona, 2011.

Reich, W., *Análisis de carácter*, Paidós, Buenos Aires, 1957.

—, *El acumulador de energía orgánica. Su uso médico y científico*, Fundación Wilhelm Reich, Barcelona, 1980.

Such Serra, Alicante, 2007.

En la misma colección

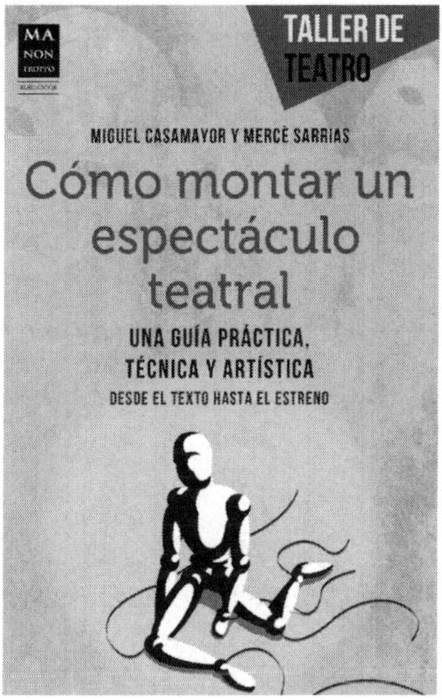

Taller de teatro

CÓMO MONTAR UN ESPECTÁCULO TEATRAL

Mercè Sarrias y Miguel Casamayor

El teatro es una de las experiencias vitales más complejas y enriquecedoras que existen. Meterse en la piel de un personaje es siempre tan laborioso como apasionante. De ahí que surjan tantos grupos teatrales, profesionales o aficionados, que tras semanas de ensayos consiguen llevar a cabo ese momento mágico que es la representación. Este libro es una útil herramienta de trabajo que describe con precisión pero de forma desenfadada y amena los elementos necesarios para montar un espectáculo teatral.

- La siempre temida batalla de reinas.
- El dilema de escoger el texto apropiado.
- ¿Cuántas personas deben componer el equipo artístico?

Taller de escritura

EL ESCRITOR SIN FRONTERAS

Mariano José Vázquez Alonso

Este es un libro con vocación de ayudar tanto a quienes han hecho de la escritura su profesión como aquellas otras personas que tienen como meta plasmar una brillante idea en forma de novela.
A través de detalladas técnicas el lector encontrará la manera más fácil y directa de encontrar un tema adecuado, desarrollar una trama, construir una localización, dar rasgos de verosimilitud a un personaje o dar con la palabra precisa que le ayudarán a construir su propia voz.

- Escoger el lenguaje adecuado.
- Diferencia entre trama y argumento.
- ¿Narrar en primera o en tercera persona?

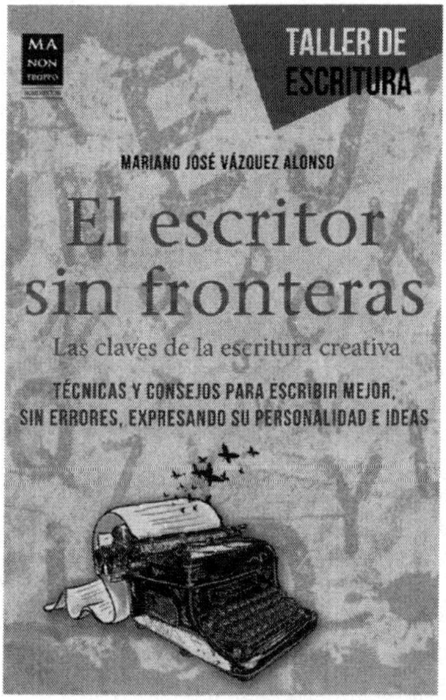

Taller de música

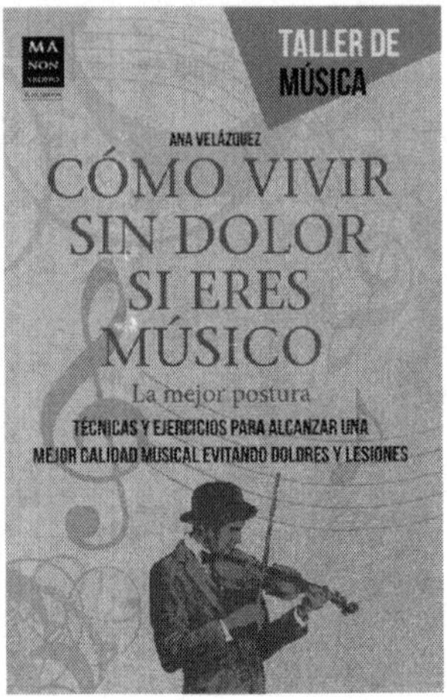

CÓMO VIVIR SIN DOLOR SI ERES MÚSICO

Ana Velázquez

Los músicos están expuestos –más que la mayoría de las profesiones– a lesiones musculares y articulares debido a la repetición de sus movimientos. La mejor manera de prevenirlas es enseñando desde los comienzos la más óptima colocación del instrumento y evitar las alteraciones en el sistema postural.

Este libro ofrece los recursos necesarios en cada tipo de instrumento para mejorar la postura interpretativa y evitar lesiones que mermen el trabajo de un músico. Tiene como finalidad optimizar el rendimiento y calidad artística del músico ya que ofrece recursos para mejorar la postura interpretativa y en consecuencia la relación que cada músico tiene con su instrumento.

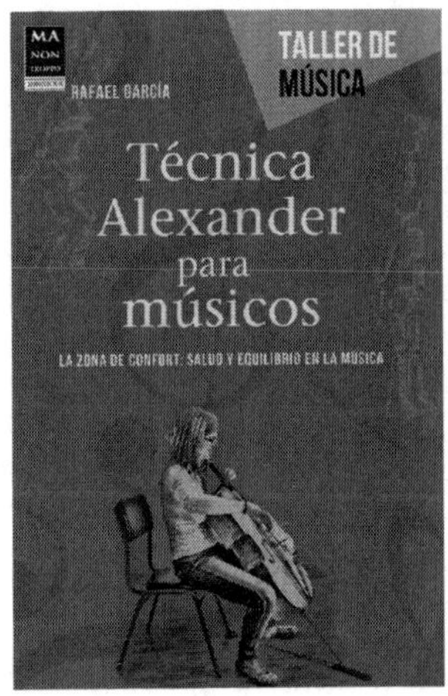

TÉCNICA ALEXANDER PARA MÚSICOS

Rafael García

La técnica Alexander es cambio. Un cambio de conducta que implica una visión más amplia de la música y del intérprete. La atención no se centra exclusivamente en los resultados, sino también en mejorar y cuidar todas aquellas áreas que conducen a una experiencia musical más satisfactoria.
Aprender a ver más allá del atril, levantarse de vez en cuando de la silla para tomar aire y reemprender la tarea con energía renovada, representa una medida saludable para el músico.
La técnica Alexander toma de la mano tanto las necesidades artísticas del intérprete, como los pilares del funcionamiento corporal que promueven en él una postura sana y movimientos libres. El resultado es beneficioso para ambos. La faceta artística del músico se amplía enormemente al reducir el número de interferencias en la interpretación, y a su vez, el bienestar corporal alcanzado lleva a una experiencia de mayor satisfacción.

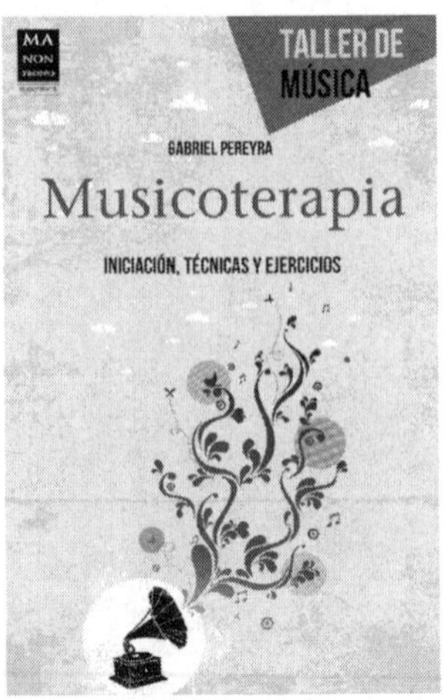

MUSICOTERAPIA

Gabriel Pereyra

Este libro ofrece un viaje por el mundo del sonido y del ritmo.
A lo largo de sus páginas irán apareciendo un sinfín de posibilidades inexploradas que puede otorgar el poder de la música, acompañadas de diversos ejemplos para mejorar el nivel de relajación o aumentar la concentración, y otros para combatir el estrés o aliviar el dolor.
Gracias a los ejercicios planteados, el lector podrá desarrollar su musicalidad y alcanzar el equilibrio en la vida cotidiana, agudizando los sentidos, y mejorando su salud física y mental.

- La influencia de la música sobre el cuerpo humano.
- Los cuatro tipos de oyentes.
- El efecto Mozart.